현장활동가를 위한

이야기 미로찾기

치매예방활동시리즈 ❷

현장활동가를 위한

이야기 미로찾기

임귀희 임효림 장일상
조두이 김은미 박세인 지음

서현사

머리말

요즘은 "100세 시대"라고 합니다.
과거에는 60환갑까지만 살아도 오래 살았다고 하던 시절이 있었으나 이제는 80~90세까지 사는 것을 넘어 120세까지 사는 세상이 되었습니다.

오래 사는 것이 행복한 것일까요?
어떻게 살아야 행복한 삶을 사는 것일까요?
사람답게 사는 것이란 무엇일까요?

100세 시대가 되다 보니 "늙어 생활하는데 불편함이 없는 맑은 정신을 유지하며 살 수 있을까"가 항상 의문이었습니다.
통계청 자료에 의하면 고령화 추세에 65세 이상 노인인구의 25%가 노인성질환과 치매를 앓고 있으며, 치매 환자의 급증은 심각한 사회 문제로 대두된다고 합니다.

《이야기 미로찾기》는 어르신들이 바탕 그림에서 직접 길을 찾아가는 형식입니다.
이 책의 그림은 누구나 잘 알고 있는 우리나라 전래 이야기와 외국의 동화를 바탕으로 구성한 그림입니다.
과거에 읽거나 들었던 이야기에 대한 기억을 떠오르게 하는 회상요법으로 치매를 예방할 수 있도록 구성하였습니다.
뒷부분에는 색칠하기와 꾸미기를 통하여 앞에서 찾은 미로찾기를 다시 기억해 내는 부분으로 정리하였습니다.
뇌 건강 활동을 많이 하여 치매도 예방하고 건강하고 즐거운 100세 시대를 누리시길 바랍니다.
책이 나오기까지 고생하신 서현사 조재성 대표님과 편집담당자에게 감사를 표합니다.

저자 일동

차 례

1. 치매예방

1_1 치매란 어떤 병일까요?

뇌의 노화나 여러 질환에 의해 기억력 및 대화능력이 저하되고, 계산이 어려워지며, 시간 · 공간 개념이나 판단 능력의 저하로 일상생활에 어려움을 겪는 경우를 치매라고 합니다.

초기에는 기억장애만 찾아오기 때문에 일상생활을 하는데 큰 문제가 없습니다. 하지만 서서히 고집이 세어지거나 폭력적으로 변하고, 신체적 장애가 생기며, 말기에는 대소변 수발을 받아야 하는 상태에 이르게 됩니다. 과거에는 치매를 나이가 들면 당연히 생기는 불치병으로 생각하여 숙명으로 받아들이거나 치료를 포기했습니다. 그러나 이제는 고혈압, 당뇨병과 같이 적절한 치료를 통해 증상을 경감하거나 진행을 늦출 수 있는 관리가 가능한 병입니다.

그러므로 경미한 기억 장애가 나타났을 때 미리 검사를 받고 치료를 시작해야 합니다(김태유, 윌리스 뇌건강 학습지, 2017).

1_2 치매예방을 위한 습관

치매는 환자와 가족에게 이루 말할 수 없는 고통을 주는 병입니다. 나이가 많아지면 누구나 걸릴 수 있는 병이기 때문에 나와 가족을 위해서 잘 알아두고 예방을 하는 것이 좋습니다. "삶의 작은 변화가 나를 바꾼다."라고 합니다. 큰 계획을 세우는 것도 좋지만 생활하며 쉽게 실천할 수 있는 일들부터 하나씩 습관화하면 치매도 예방하고 건강하게 100세 시대를 살 수 있습니다.

기본적으로는 건강한 삶을 살기 위해서 공통적으로 적용되는 건강수칙을 지키는 것이 기본적인 치매예방법입니다. 그리고 기억장애가 생기면 빨리 검사를 받아 미리 예방하고 조기에 치료하는 것이 중요합니다.

1) 혈관성 치매인 경우에는 원인이 되는 질환인 고혈압, 당뇨, 콜레스테롤, 심장병을 치료하고 비만을 줄여야 합니다.

2) 과음이나 습관적인 음주는 뇌의 노화를 촉진시키며, 담배의 니코틴 성분은 뇌혈관을 수축시켜서 뇌혈류를 줄입니다. 따라서 음주와 흡연을 삼가야 합니다.

3) 매일 식사를 평소의 80%로 줄이고, 각종 영양소와 물을 충분히 섭취하여 영양소의 운반과 노폐물의 대사를 원활하게 하는 것이 좋습니다.

4) 머리에 충격이 가지 않게 조심해야 합니다.

5) 적당한 운동으로 건강한 신체를 유지하는 것이 중요합니다.
노인의 경우에는 허리나 무릎에 무리가 갈 수 있기 때문에 심한 운동은 오히려 좋지 않습니다. 몸에서 약간 땀이 날 정도의 운동을 일주일에 3번 정도 20분에서 1시간 정도 하는 것이 좋습니다.

6) 적극적인 사고와 생활방식, 많이 웃고 밝게 생활하는 것이 좋습니다.

7) 일반적으로 책과 신문을 읽고 글자 맞추기 및 퀴즈 등의 머리를 쓰는 활동을 할 때 뇌기능 저하가 늦어집니다. 따라서 치매예방을 목적으로 개발된 인지중재 프로그램에 참여하거나 일기쓰기를 권합니다. 이러한 활동들은 뇌를 고르게 활성화 시키고 산소 및 혈류 공급량을 늘려 결과적으로 뇌건강을 유지하는데 크게 기여할 것입니다(김태유, 윌리스 뇌건강 학습지, 2017).

1_3 인간의 뇌와 미술활동

손은 제2의 뇌(腦)라고 불릴 만큼, 손 기능 발달과 뇌 기능 발달은 밀접한 관련이 있습니다. 손 기능을 주관하는 운동중추가 잘 발달된 사람은 손놀림 또한 민첩하고 정교합니다. 따라서 손을 잘 활용하는 것은 뇌의 운동기능과 감각기관을 활성화하는 데에도 도움이 됩니다. 한국 사람들처럼 젓가락질 등 손을 많이 사용하는 것도 뇌 기능 발달에 도움이 된다고 합니다.

특히, 미술은 손을 주로 사용하는 활동이라서 뇌 기능 발달을 향상시키는 그림 그리기, 만들기, 종이접기 등은 필요합니다. 그림을 그릴 때에도 오른손과 왼손을 모두 사용한다면, 좌뇌와 우뇌의 고른 발달을 볼 수 있게 됩니다.

2. 이야기 미로찾기

프로그램 사용방법

《이야기 미로찾기》는 현장활동가님이 현장에서 인지훈련프로그램으로 사용하는데 중점을 두고 개발된 것입니다.

미로찾기는 우리나라와 외국의 전래동화 등을 기본 내용으로 하고 조금씩 각색을 하여 만들었습니다.

활동가님들은 그림 뒷부분의 내용 설명과 질문사항을 미리 숙지하십시오. 그리고 어르신들께 내용을 설명하시고, 미로찾기를 진행하십시오. 어르신들이 미로에서 길을 찾을 때 중간중간 도움이 될 만한 이야기를 해주시고 질문에 답을 쉽게 하실 수 있게 참고가 될 만한 설명들을 해주십시오.

예: 길에 사과가 있네요, 몇 개가 있나요?

신데렐라가 타고 가는 마차는 무엇이 변한건가요?

어르신들이 과거의 기억을 회상하는데 중점을 둔 것이기 때문에 이야기의 줄거리를 질문하시고 답을 유도하는 것을 권합니다.

이 프로그램에 제시되지 않은 질문은 미리 준비하셔서 진행하시면 더 재미있게 진행하실 수 있습니다.

133쪽에 활동가지도서는 모범답안과 기타 지도에 도움이 될만한 내용으로 정리되어 있습니다.

참고하십시오.

《이야기 미로찾기》는 단순히 미로를 빨리 빠져나가는 것에 중점을 둔 것이 아니라 그림에 있는 방해물의 이름과 개수를 기억하며, 안전한 길로 목적지를 찾아가는 것입니다.

방해물의 이름과 개수뿐만 아니라 주위를 잘 보고 기억하였다가 다음 페이지에 있는 질문들에 답을 해보세요.

미로찾기 그림이 어떤 동화나 이야기를 바탕으로 한 것인지 친구분들과 관련 이야기를 나누어 보세요.

1. 빨간모자

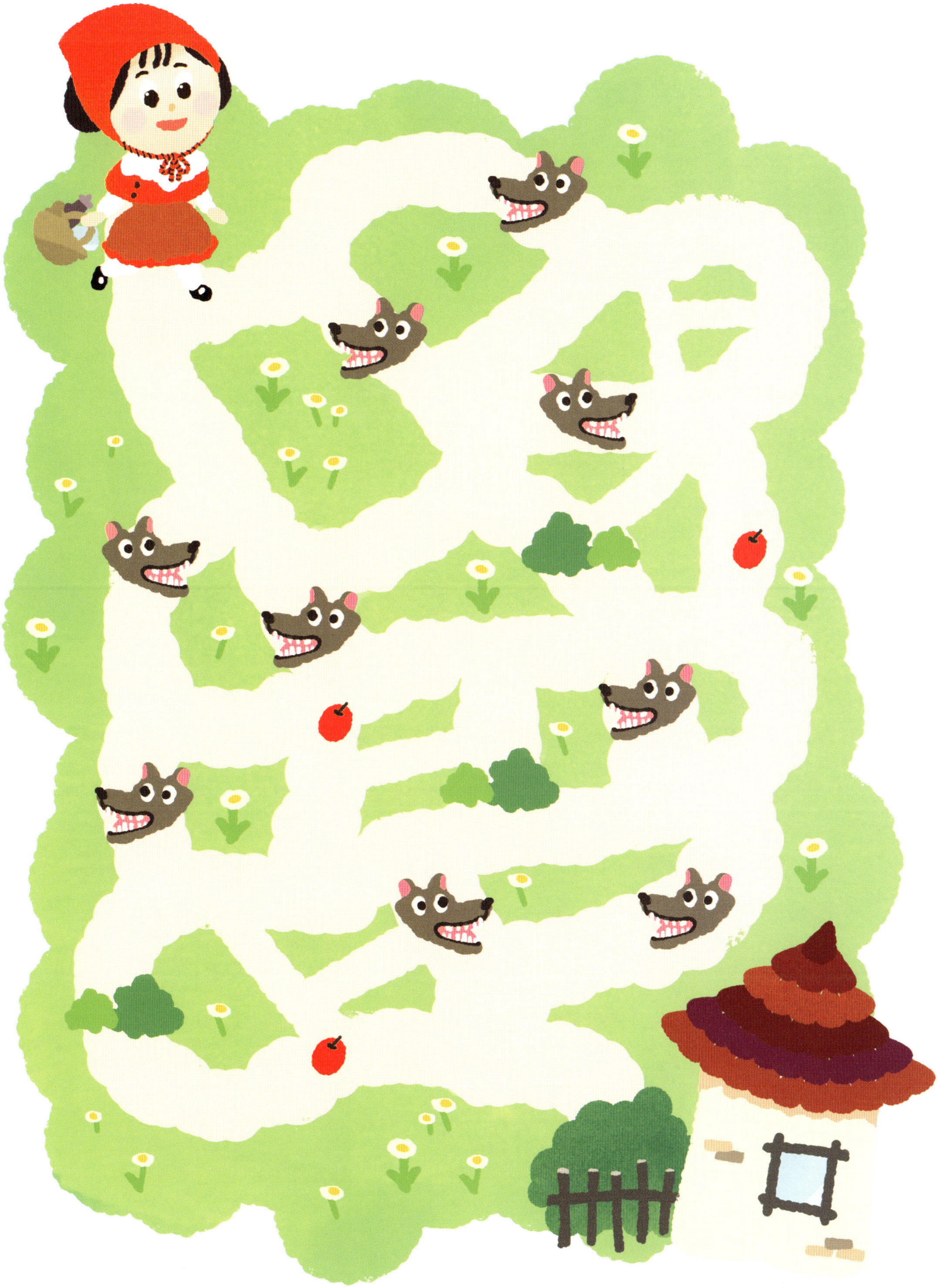

빨간모자

언제나 빨간 모자를 쓰고 있기 때문에 '빨간 모자'라고 불리는 어린 소녀가 아픈 할머니에게 음식을 가져다 드리러 가던 도중 늑대를 만났습니다. 늑대는 소녀를 잡아먹고 싶었지만 근처에 나무꾼들이 있었기 때문에 선뜻 그러지 못하고, 점잖은 모습으로 빨간 모자에게 다가가 어디로 가고 있는지를 물었습니다. 순진한 소녀가 할머니 댁이 어딘지 이야기해주자, 늑대는 지름길로 달려가서 소녀가 오는 길목을 지키고 있다가 소녀를 잡아먹으려고 합니다.

소녀가 늑대를 피해 할머니 댁에 무사히 도착할 수 있을까요?
늑대를 피해 길을 찾아보세요.

기억 회상 질문

이 동화를 아시는 분 이야기해보실 수 있나요?
늑대는 모두 몇 마리인가요?
세 마리를 빼면 몇 마리가 남나요?
다시 두 마리를 빼면 몇 마리가 남나요?
사과는 모두 몇 개인가요?
소녀가 할머니 댁으로 가면서 사과를 모두 몇 개 주웠습니까?

참조: 두산백과, 프랑스 동화, 샤를 페로 지음

2. 신데렐라

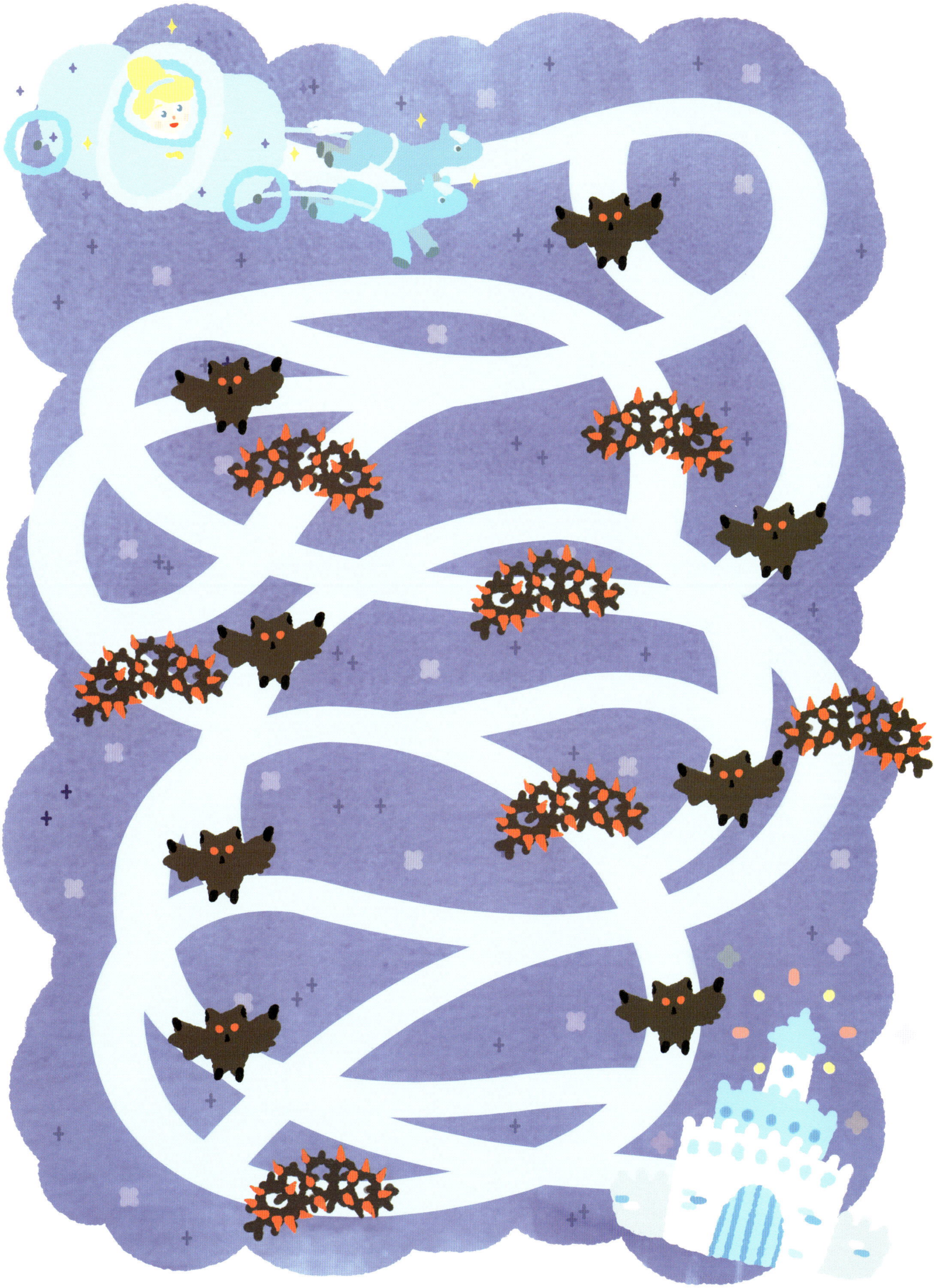

신데렐라

아버지, 새어머니, 그리고 두 명의 새언니와 함께 사는 신데렐라는 힘든 집안일을 도맡아 하면서도 온갖 구박을 받았습니다.
마음씨 착한 신데렐라는 묵묵히 견뎌냅니다. 그러던 어느 날, 그 나라의 왕자님이 신붓감을 찾기 위해 무도회를 열고 젊은 여자들을 모두 초대하였습니다. 새어머니와 두 언니는 화려하게 치장을 하고 무도회에 갔지만, 신데렐라는 세 모녀가 시킨 집안일들 때문에 갈 수가 없었습니다.
신데렐라가 절망하여 울고 있을 때, 한 요정이 나타나 마술지팡이로 호박은 황금마차로, 생쥐들은 말로, 큰 쥐는 마부로 만들더니, 예쁜 옷과 유리구두로 신데렐라를 변신시켜 주었습니다.
신데렐라는 마차를 타고 왕자님이 계신 궁궐을 향해 달려가고 있습니다.

길 중간중간에 가시덤불과 무서운 박쥐가 길을 막고 방해를 하네요.
신데렐라는 무사히 궁궐에 도착할 수 있을까요?
길을 찾아보세요.

기억 회상 질문

신데렐라가 타고 가는 마차는 무엇이 변한 것인가요?
신데렐라가 마차를 타고 어디로 가고 있나요?
신데렐라의 길을 방해하는 것은 어떤 것들이 있나요?
박쥐는 모두 몇 마리 있습니까?
마차는 요즘의 이동수단으로 어느 것과 비슷할까요?
직접 자동차를 운전해 보셨나요?

참조: 두산백과, 프랑스 동화, 샤를 페로 지음

3. 선녀와 나무꾼

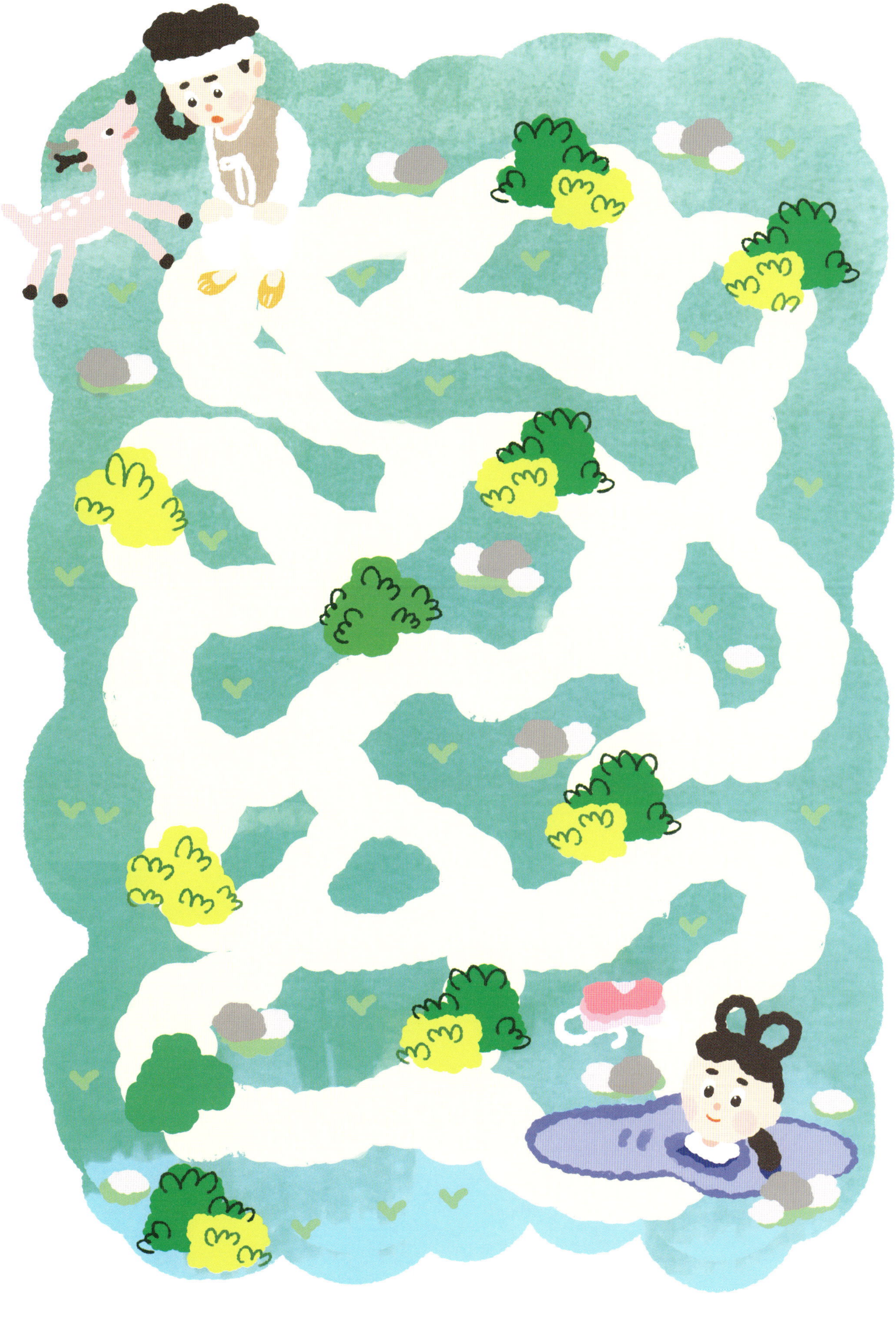

선녀와 나무꾼

옛날 옛적 금강산 밑에 부모를 여의고 외롭게 사는 젊은 나무꾼이 살았습니다.

어느 날 산에 나무하러 갔다가 피를 흘리며 사냥꾼에게 쫓기는 노루 한 마리를 만났습니다. 나무꾼은 사냥꾼에게 쫓기는 노루가 불쌍해 사냥꾼의 눈을 피해 숨겨 주었습니다. 나무꾼의 도움으로 살아나게 된 노루는 색시도 없이 혼자 살고 있는 나무꾼에게 보답하고자 색시를 얻을 수 있는 방법을 가르쳐 주었습니다.

금강산 어느 연못에 하늘의 선녀들이 내려와 목욕하는데 벗어놓은 옷을 감춰두면 선녀는 하늘에 올라가지 못할 테니 선녀를 아내로 맞아들이되 아이 셋을 낳기 전에는 절대로 옷을 내주지 말라고 하였습니다.

노루가 나무꾼이 선녀의 옷을 감출 수 있게 연못으로 가는 길을 알려주고 있습니다.

길은 중간 중간 덤불로 막혀 있는데 선녀가 목욕하고 있는 연못으로 가는 길을 찾아보세요.

기억 회상 질문

이야기의 다음 내용을 이어서 말씀하실 수 있나요?

나무꾼이 숨겨줘 목숨을 건진 동물 이름이 무엇이죠?

선녀에게 가는 길을 막고 있는 방해물은 무엇이 있습니까?

덤불은 모두 몇 개 있습니까?

참조: 한국민속문학사전, 한국의 설화

4. 토끼의 간

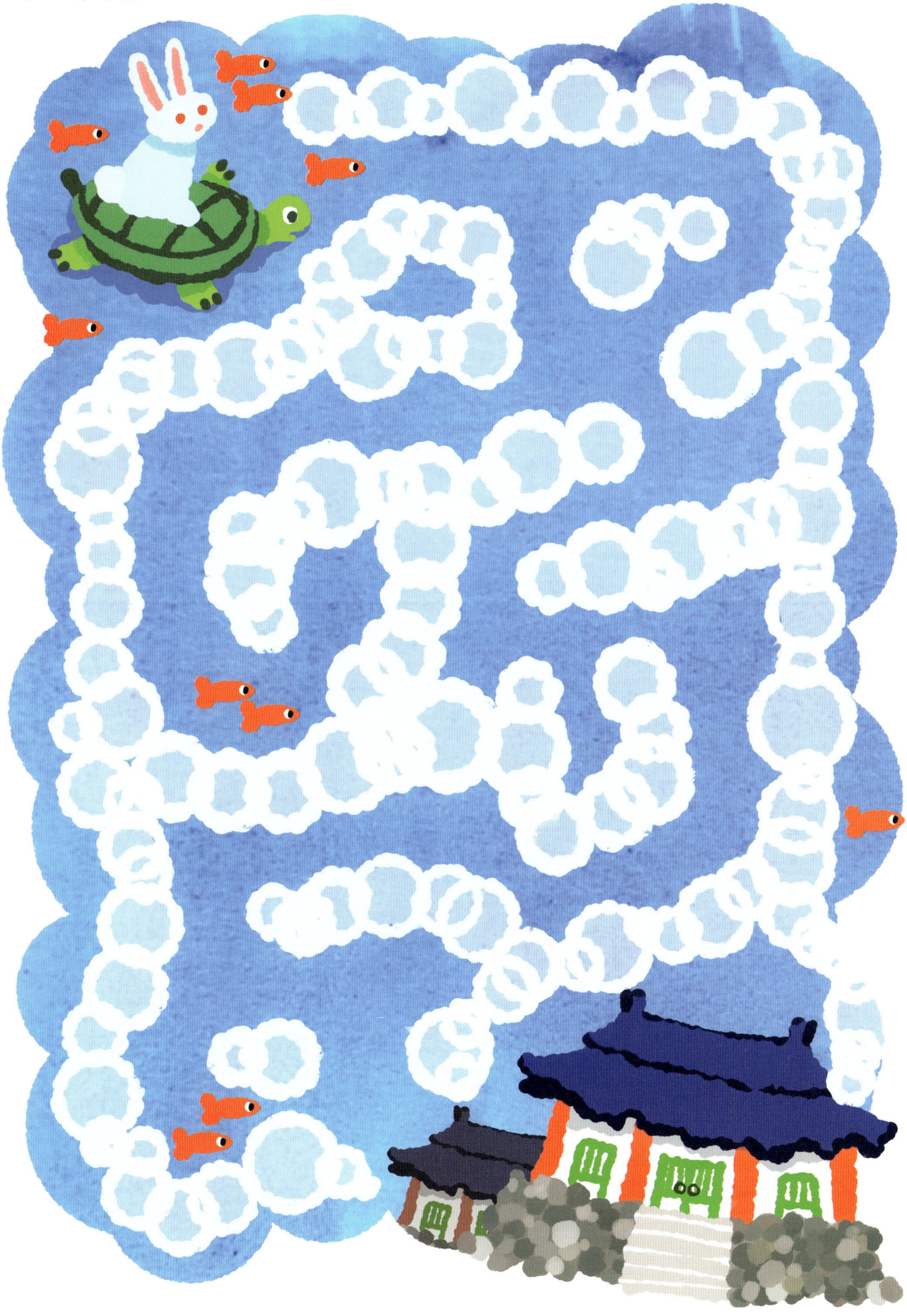

토끼의 간

용왕님이 병이 들었는데 토끼의 간을 먹으면 살 수 있다고 하여 자라를 산중으로 보냅니다. 자라는 토끼에게 용궁 구경을 시켜준다고 꾀어 같이 용궁으로 가고 있습니다
토끼는 자라의 등을 타고 용궁 구경 간다고 좋아라하며 따라갑니다.

물방울을 피해서 자라가 용궁을 찾아가는 그림입니다. 물방울이 담장처럼 펼쳐져 있는데 물방울을 피해 길을 찾아보세요.

기억회상 질문

자라 주변과 그림 전체에서 물고기는 모두 몇 마리 있습니까?
용궁에 간 토끼는 어떻게 되었는지 아시는 분은 말씀해 보세요?

참조: 한국민속문학사전, 한국의 설화

5. 헨젤과 그레텔

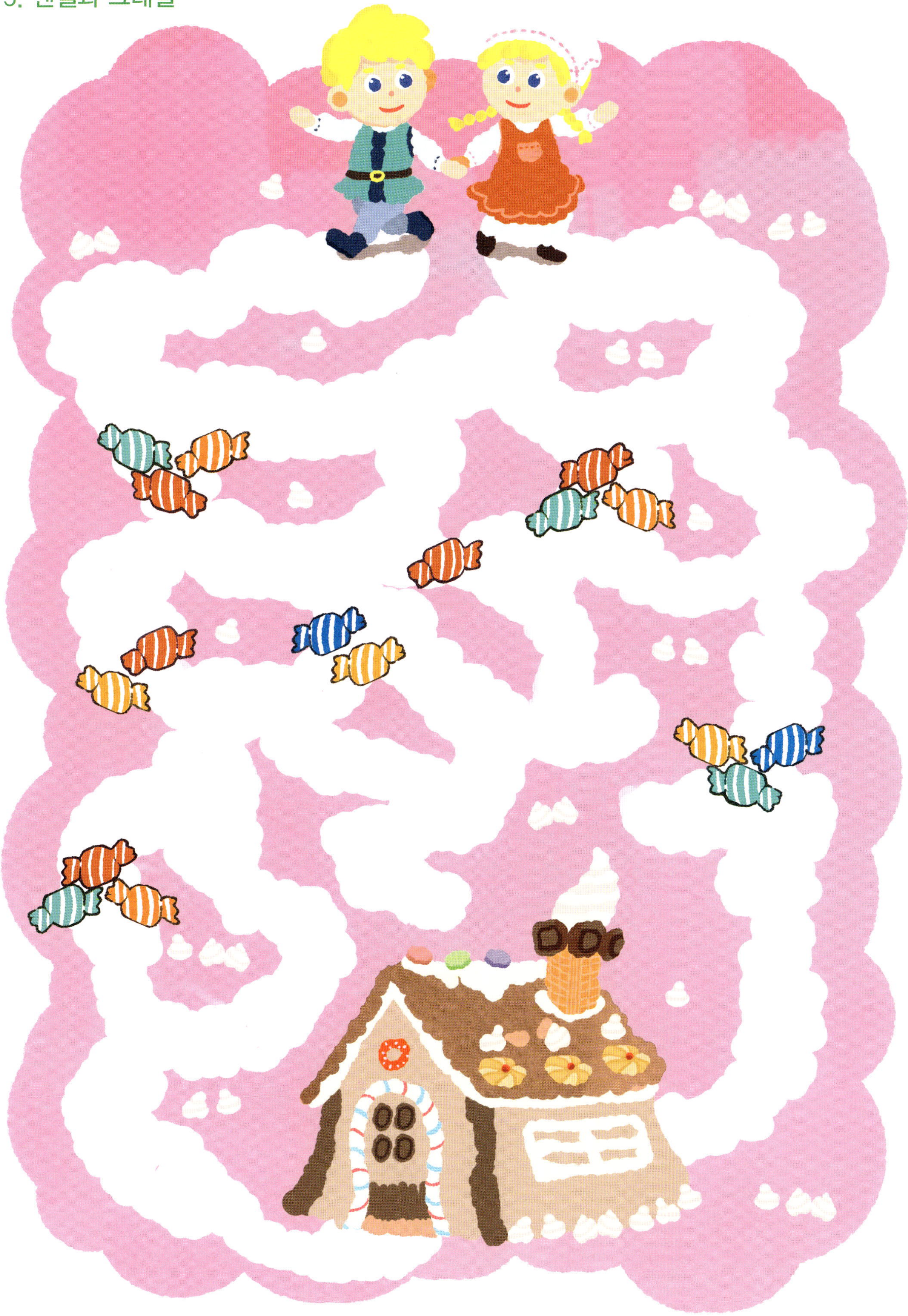

헨젤과 그레텔

옛날에 두 남매 헨젤과 그레텔이 가난한 나무꾼 아버지, 마음씨 고약한 새어머니(계모)와 함께 살고 있었습니다. 너무 가난해 먹을 것이 부족하자 새어머니는 남편에게 아이들을 깊은 숲속으로 데려가 버리자고 합니다. 우연히 이를 듣게 된 헨젤과 그레텔은 밤에 몰래 나가 하얀 자갈을 주워와 다음 날 계모와 함께 숲으로 들어가는 길에 이것들을 흘려두었습니다. 부모는 어느새 사라지고 두 남매는 달빛에 반짝이는 하얀 자갈을 따라 집으로 돌아옵니다. 하지만 계모는 다시 한 번 아이들을 버리려고 숲으로 데려가고 이번에는 뿌려둔 빵 부스러기를 새들이 쪼아 먹어버려 길을 잃고 맙니다.

숲에서 길을 잃은 두 남매가 우연히 과자의 집을 찾아가게 됩니다. 찾아가는 길목엔 사탕이 떨어져 있네요. 사실 무서운 마녀가 사는 집이라고 하는데, 나중에 이 과자 집에서 아이들은 살아서 다시 집으로 간답니다.

과자 집을 찾아가는 길을 찾아보세요.

기억회상 질문

사탕의 색깔은 모두 몇 가지입니까?
사탕의 색을 말씀해보세요?
헨젤이 입고 있는 윗옷과 같은 색의 사탕은 몇 개입니까?
빨강색 사탕은 몇 개인가요?
파랑색사탕은 몇 개인가요?
사탕이 한 개 두 개 흩어져 있습니다. 그룹별로 개수를 설명해보세요?
과자 집의 굴뚝은 우리가 좋아하는 먹을거리를 닮았는데 무엇일까요?

참조: 두산백과, 독일의 동화, 그림형제 지음

6. 아기돼지 삼형제

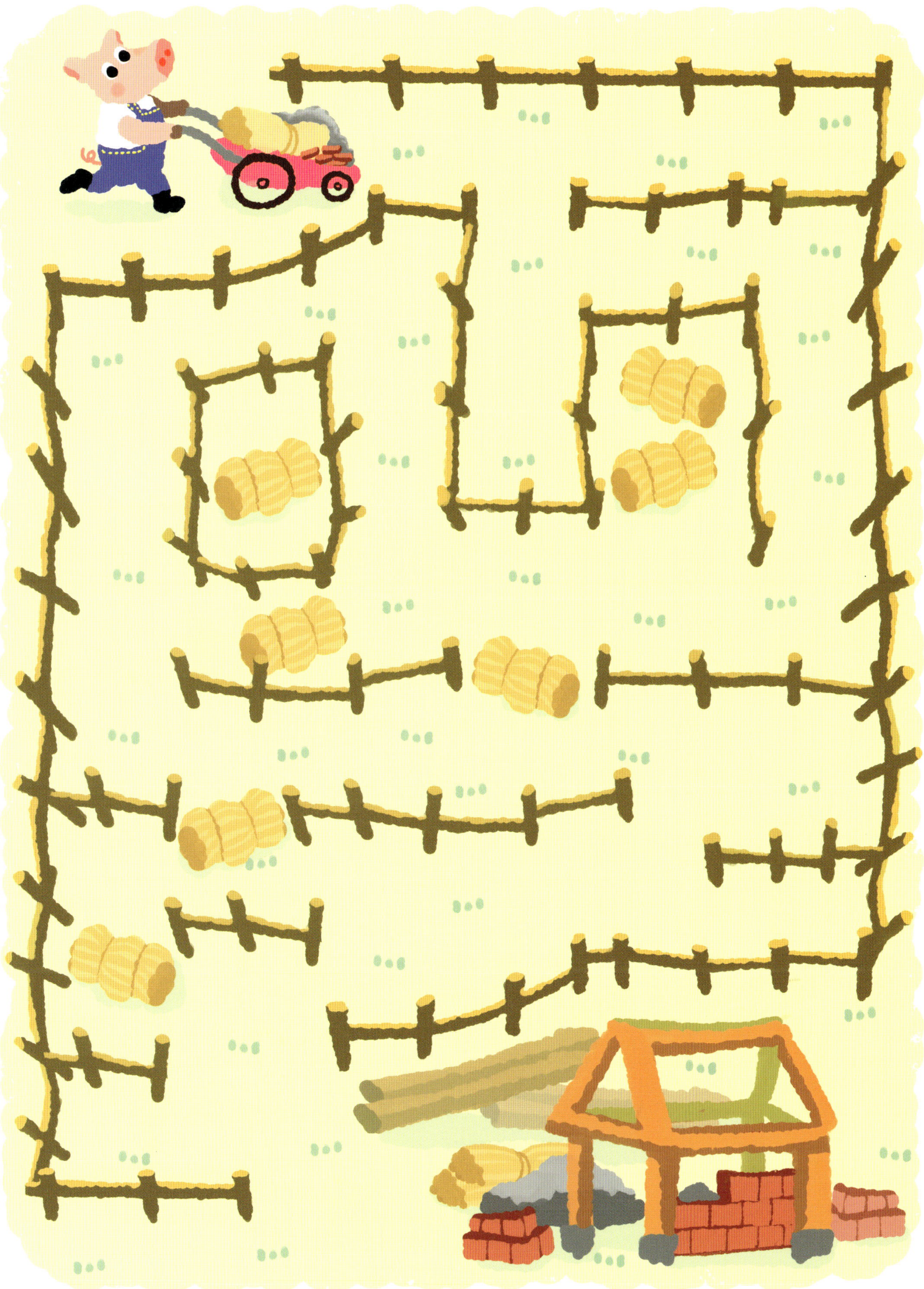

아기돼지 삼형제

아기돼지 삼형제가 집을 짓습니다.
첫째 돼지는 지푸라기로 얼기설기 초가집을 짓는데, 지나가던 늑대가 첫째의 집을 향해 입김을 불자 집이 날아가 버렸습니다. 그렇게 첫째 돼지는 늑대에게 잡아먹히고, 둘째 돼지 또한 빨리 집을 짓고 놀 생각에 나무로 대충 집을 만들었는데, 늑대가 일으킨 바람에 집이 부서져 그 역시 잡아먹히고 맙니다.
셋째 돼지는 많은 시간을 들여 벽돌로 튼튼하게 집을 짓고 있습니다.
집을 짓는데 필요한 자재들을 가지고 집으로 돌아오네요. 늑대가 함부로 들어올 수 없는 튼튼한 집을 지을 것입니다.

셋째 돼지가 수레에 짐을 싣고 집으로 오는 길을 찾아보세요.
중간 중간 짚단이 길을 막고 있어 조금씩 돌아서 가더라도 안전하게 집으로 돌아갈 수 있을 겁니다.

기억회상 질문

셋째 돼지가 짓는 집은 어떤 집인가요?
그림에서 짚단은 모두 몇 개 있습니까?
그림을 보면 어떤 계절일까요?
늑대는 셋째를 잡아먹나요?
늑대는 어떻게 되나요?

참조: 두산백과, 영국의 전래동화

7. 흥부와 놀부

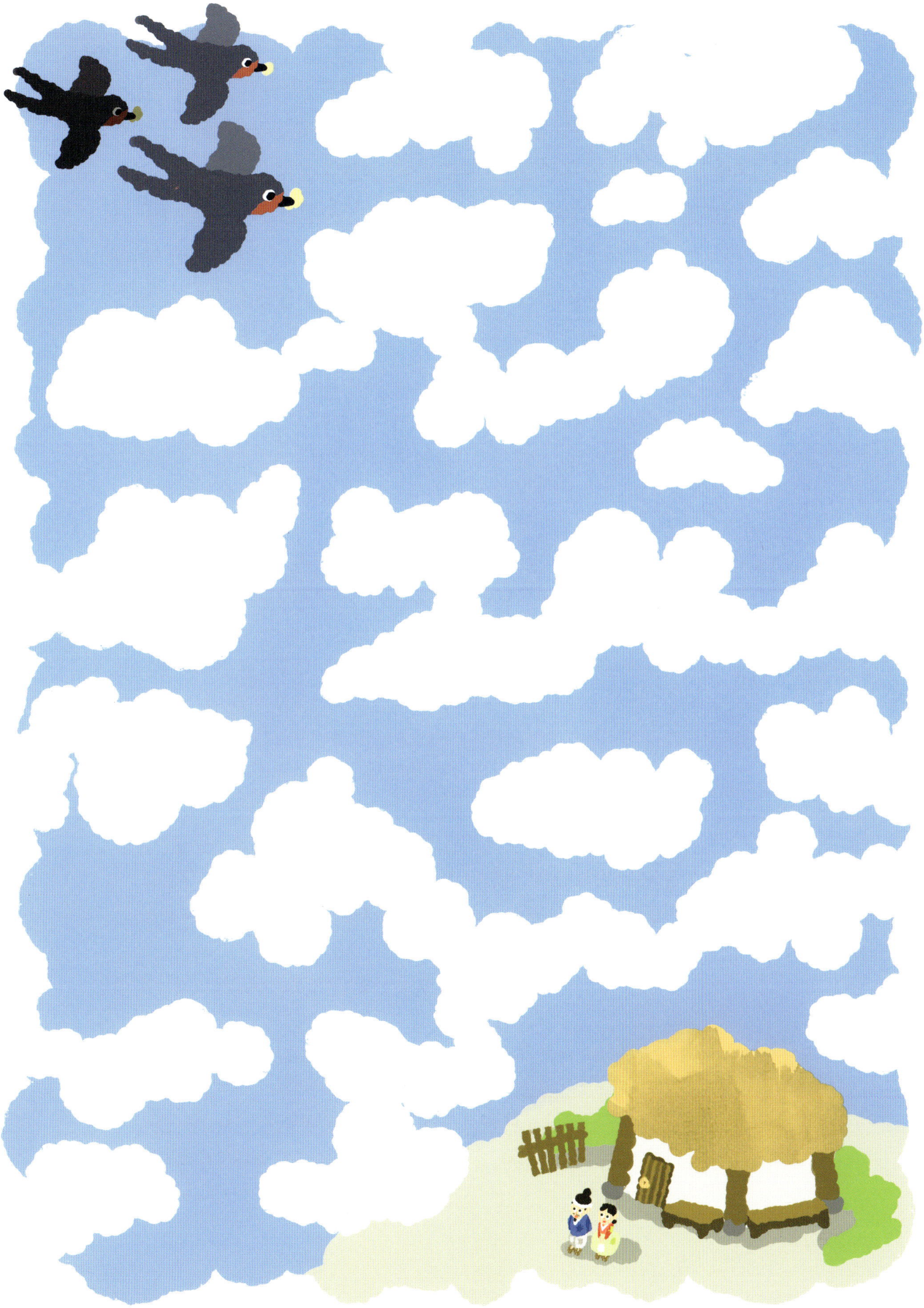

흥부와 놀부

흥부는 맘씨 고약하고 욕심 많은 형 놀부에게 쫓겨나 밥도 못 먹을 정도로 가난하게 살고 있었어요. 그러던 어느 날 제비집에서 떨어진 제비의 다리를 치료해 주었습니다. 건강하게 자란 제비가 가을에 강남 갔다 봄이 되자 박씨를 입에 물고 돌아오고 있네요.

구름이 제비의 길을 막고 있습니다.
구름을 피해 흥부네 집으로 가는 길을 찾아보세요.

기억회상 질문

흥부와 놀부는 모두 아시는 이야기지요?
흥부의 형 이름이 무엇인가요?
제비가 가을에 날아간 곳이 어딘가요?
제비가 돌아오는 계절은 언제인가요?
흥부와 놀부 이야기를 재밌게 하실 수 있는 분 계신가요?
박씨를 심어 얻은 것이 무엇인가요?

참조: 한국의 고전 소설

8. 호랑이 형님

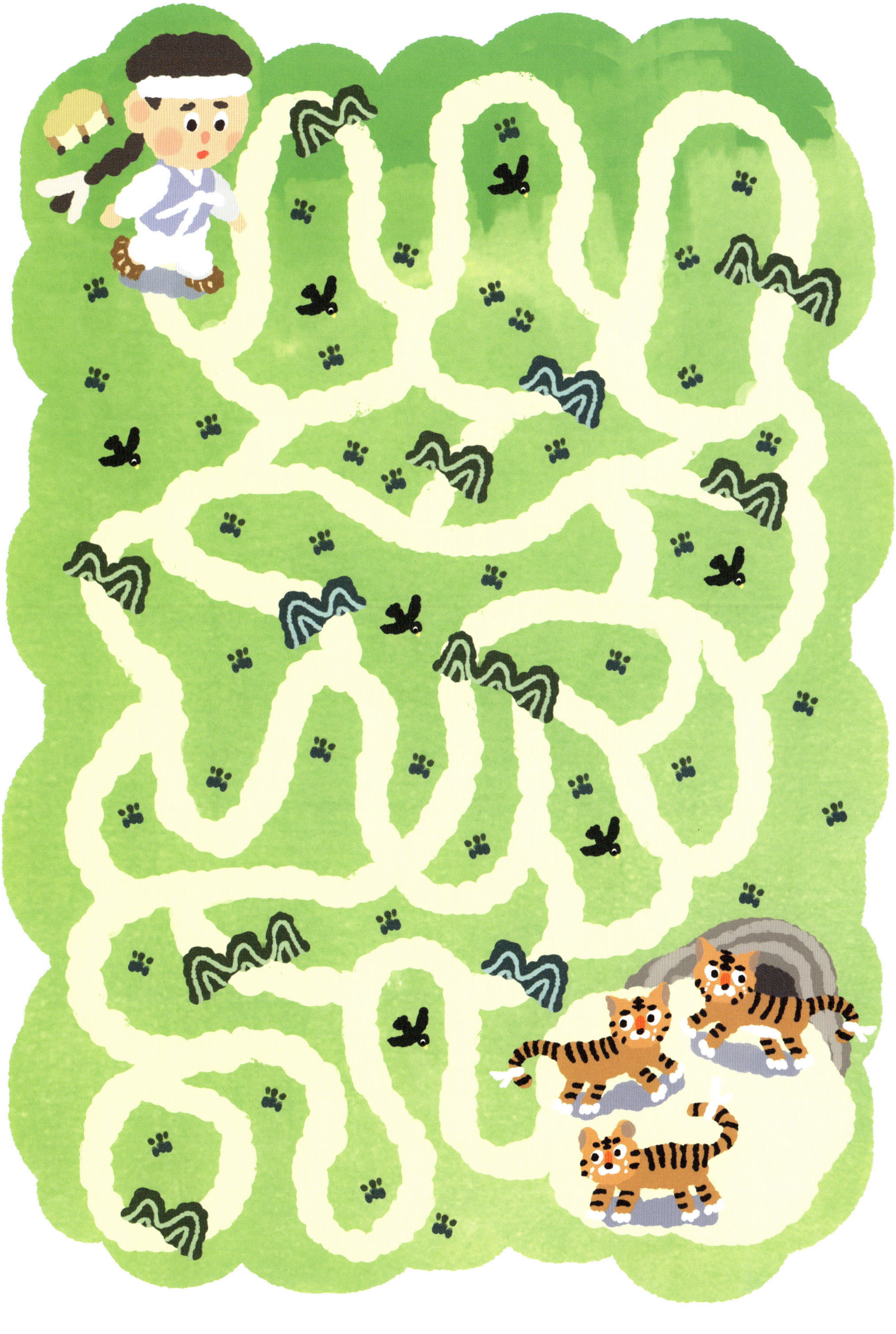

호랑이 형님

아픈 노모를 모시고 사는 한 청년이 산에 나무를 하러 갔다가 호랑이를 만났습니다. 아이쿠! 죽었구나 하는데 죽음 앞에 번쩍 생각이 들어 호랑이에게 형님이라고 하고 호랑이를 설득합니다. 어릴적 헤어진 형님이 분명합니다. 머리에 새겨진 왕(王)자가 분명 내 형님입니다. 그러면서 무릎꿇고 절을 합니다. 그러면서 어머님이 형님을 찾아다니다가 그만 병을 얻어 누워계시는데 고기국이나 한 그릇 드렸으면 좋겠다고 얘기합니다. 그 말을 듣고 자신이 진짜 사람이었는데 호랑이가 됐다고 생각한 호랑이는 한밤중에 멧돼지나 사슴을 잡아다 주며 효도를 했답니다.

이후 어머님이 돌아가시자 더 이상 사냥한 고기를 물어다 주지 않았는데 어머니가 돌아가셔서 그렇구나 생각하며 살다 어느 날 산에 올라갔다가 사람 댕기를 맨 호랑이 새끼들을 발견합니다.

나무를 하러간 청년이 호랑이 형님의 새끼 호랑이를 만나러가는 길을 찾아보세요. 조그만 한 숲이 길을 막고 있습니다. 새도 날아다니고요.

기억회상 질문

새끼호랑이들이 왜 사람이 매는 하얀색 댕기를 매고 있을까요?
호랑이 새끼는 모두 몇 마리인가요?
검은 새는 몇 마리인가요?
새와 호랑이 숫자의 차이는 얼마입니까?
호랑이 발자국 많이 있습니다, 세어보세요?
호랑이 한 마리가 한번 일어났을 때 만들 수 있는 발자국 수는 몇 개입니까?

참조: 한국의 고전 소설

9. 인어공주

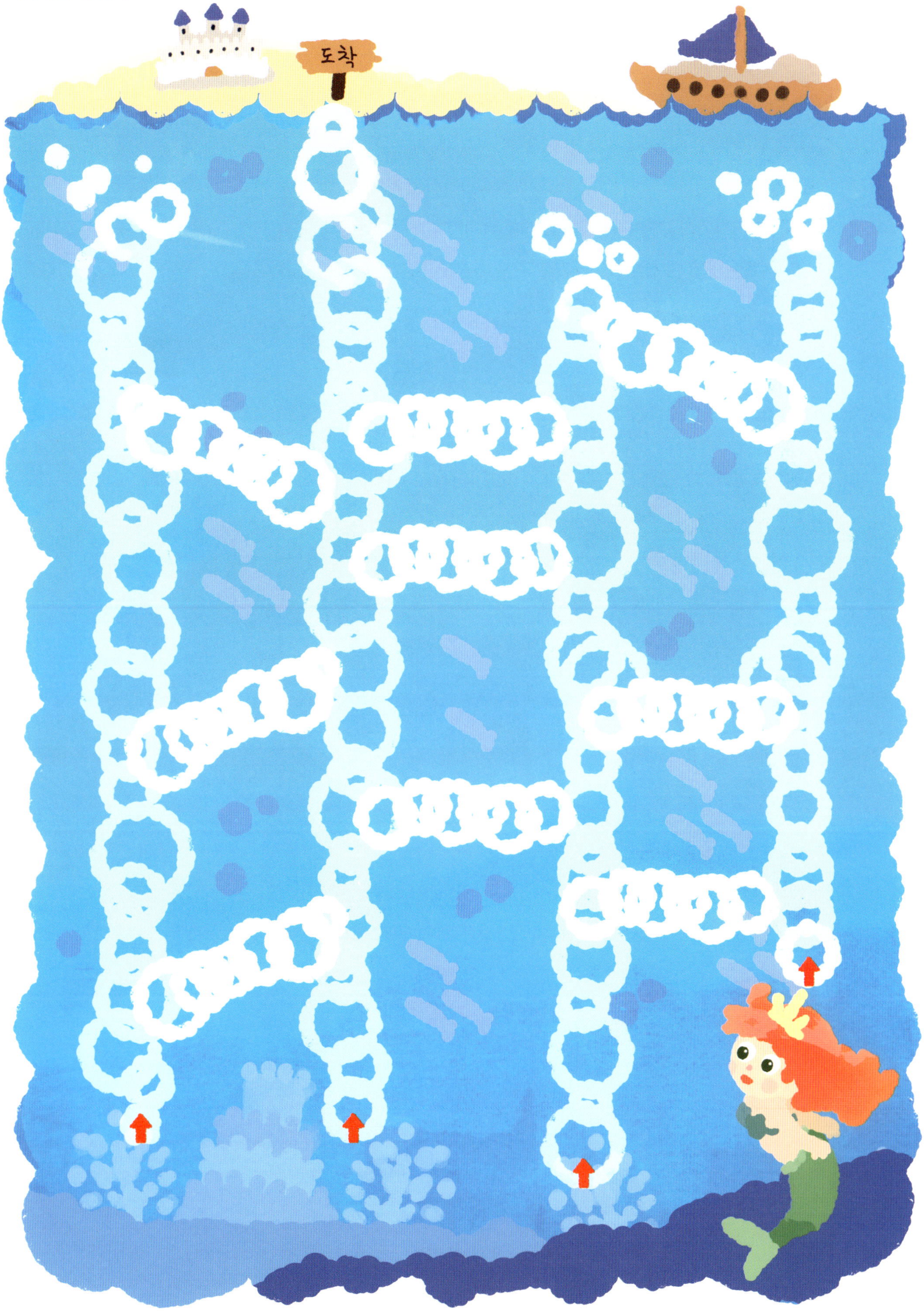

인어공주

안데르센의 동화 인어공주는 육지의 왕자를 사랑하다가 물거품이 되고 마는 인어공주의 슬픈 운명의 이야기입니다.
평화로운 바다 왕국의 일곱째 공주인 에어리얼은 어느 날 우연히 바다 위로 올라갔다가 위험에 처한 육지의 왕자 에릭을 구해줍니다. 그 이후 에릭을 잊지 못하던 에어리얼은 사악한 마녀 어설러에게 아름다운 목소리를 저당잡히고 꼬리지느러미 대신 인간의 다리를 얻습니다.

인어공주의 사다리 타기입니다.
왕자와 결혼하고 싶은 인어공주는 물방울 사다리를 타고 왕자님이 계신 궁궐로 가야합니다. 4개의 출발 화살표가 있습니다. 물방울 사다리를 타고 도착 푯말이 있는 바닷가로 올라가야 궁궐을 찾아갈 수 있습니다.
사다리의 길을 찾아보세요. 사다리 타기는 위와 옆으로만 갑니다, 한번 간 길은 다시 갈 수 없고 되돌아가는 것도 안 됩니다.

기억회상 질문

어느 사다리를 타야 왕자님이 계신 궁궐로 갈 수가 있나요?
인어공주의 이름은 무엇이죠?
인어공주가 인간의 다리를 얻기 위해 마녀에게 준 것은 무엇입니까?
인어공주 이야기를 말씀하실 수 있는 분 있나요?

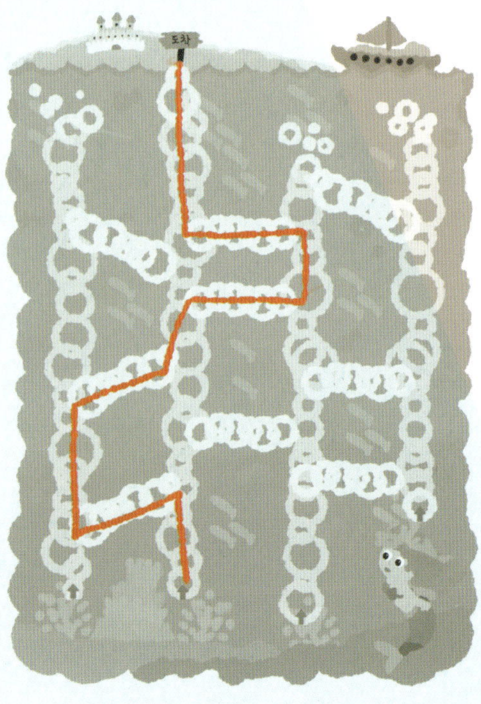

참조: 두산백과, 덴마크 동화, 한스 크리스티안 안데르센

10. 알라딘과 요술램프

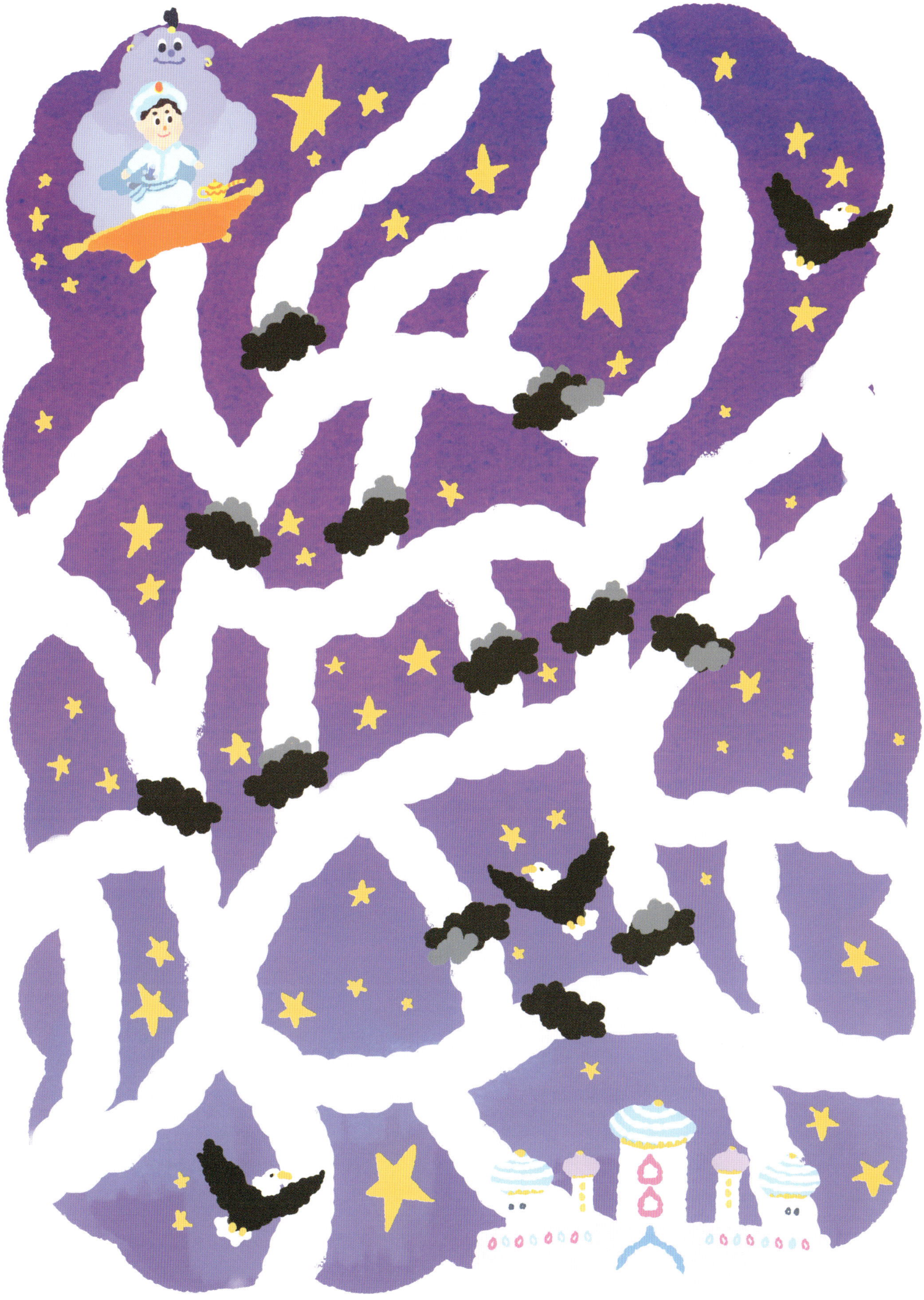

알라딘과 요술램프

한 마법사가 알라딘에게 접근하여 자신을 그의 삼촌이라고 속여, 본인을 믿도록 만든 후 알라딘을 숲으로 데려갔습니다. 마법사는 알라딘에게 동굴 속에 있는 낡은 램프를 가져오라고 하며 위험에 처했을 때 쓸 수 있는 반지를 하나 건네주었습니다. 동굴 속에서 램프를 손에 넣은 알라딘은 마법사에게 동굴에서 꺼내달라고 하였지만, 램프를 먼저 내놓으라는 마법사와의 실랑이 끝에 동굴에 갇혀버렸습니다. 다행히 반지의 도움으로 무사히 집에 돌아간 알라딘은 낡은 램프를 어머니께 드렸고, 어머니는 램프를 닦기 시작하였습니다. 그러자 램프에서 요정이 나타났습니다.

알라딘은 요정의 안내로 양탄자를 타고 공주가 있는 성을 찾아갑니다. 무서운 독수리와 먹구름이 하늘길을 막고 있습니다. 길을 찾아보세요.

기억회상 질문

다음 이야기를 아시는 분이 계십니까?
이 이야기는 어느 나라 이야기일까요?
우리나라에서 어느 방향입니까?
방해물이 무엇일까요?
먹구름 사이에 날아다니는 새 이름이 무엇인가요?
새는 모두 몇 마리 있습니까?
새는 그림에서 먹구름과 어떤 차이가 있나요?
별이 아주 많이 있습니다. 별 숫자를 세어보세요.
(수를 세는 과정의 반복 연습 필요합니다.)
요술램프가 생긴다면 무엇을 하고 싶은가요?

참조: 두산백과, 중동의 민화

11. 금도끼 은도끼

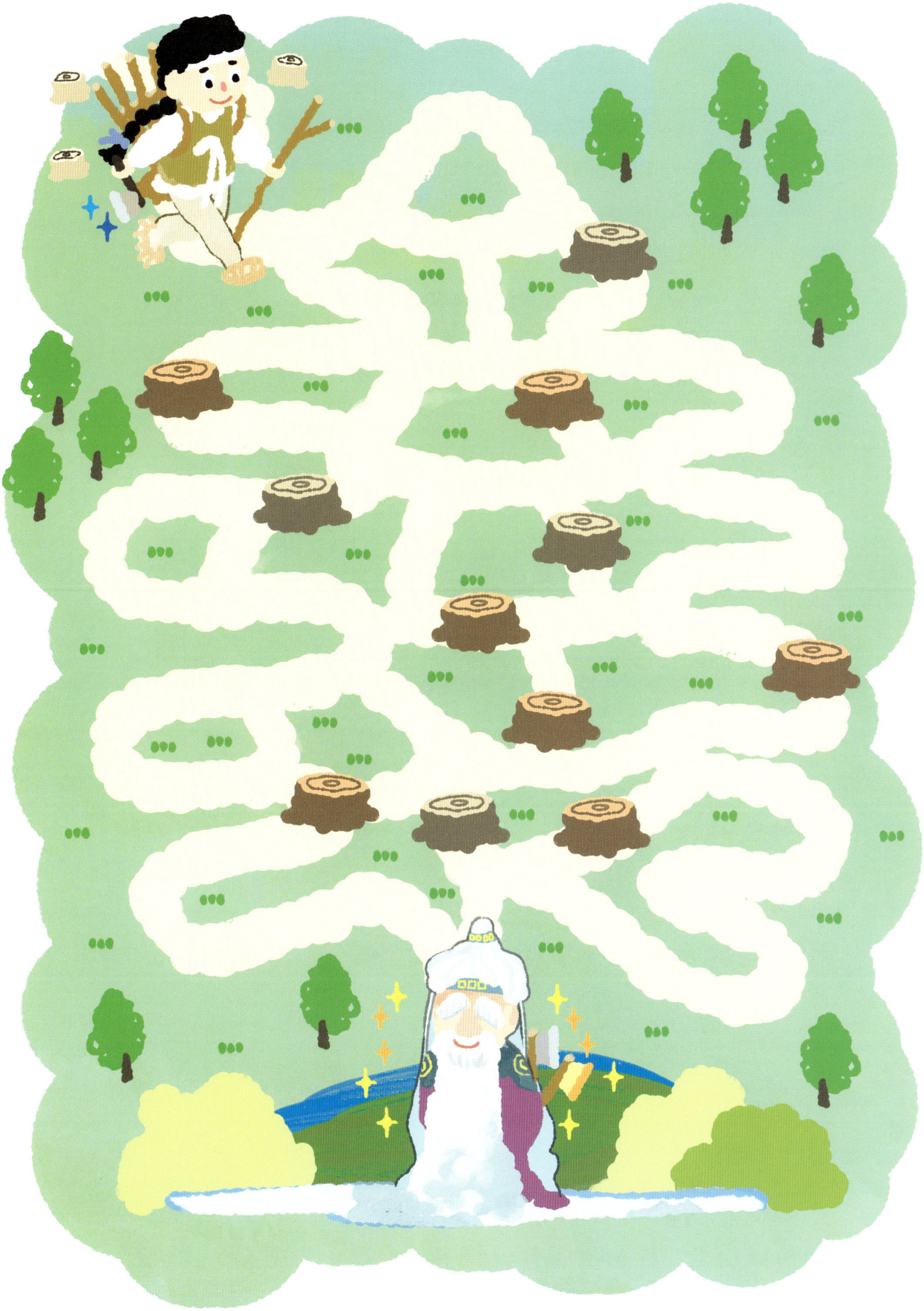

금도끼 은도끼

한 나무꾼이 산에서 나무를 찍다가 잘못하여 도끼를 연못 속에 빠뜨렸습니다. 도끼가 없으면 나무를 할 수 없어 울고 있는데, 연못 속에서 백발의 신령님이 나타나 금도끼를 보이며 "이것이 네 것이냐?"하고 물었습니다. "아닙니다. 제 도끼는 금도끼가 아닙니다."라고 대답하였습니다. 그러자 신령님은 은도끼를 보여 주며, "이것이 네 것이냐?"라고 물었습니다. 정직한 나무꾼은, "아닙니다. 제 도끼는 오래된 쇠도끼입니다."라고 대답하였습니다. 이에 노인은 나무꾼의 정직함을 칭찬하며 세 도끼 모두를 주었습니다.

나무꾼이 나무를 하러 연못쪽으로 가고 있습니다. 그루터기가 길을 막고 있네요.
길을 찾아보세요.

기억회상 질문

다음 이야기를 아시는 분이 계십니까?
잃어버린 쇠도끼까지 포함해서 나무꾼은 모두 몇 개의 도끼를 얻었나요?
그루터기는 모두 몇 개입니까?
잘려진 나무는 모두 몇 그루 입니까?

참조: 한국민족문화 대백과, 외국에서 전래된 설화

12. 단군신화

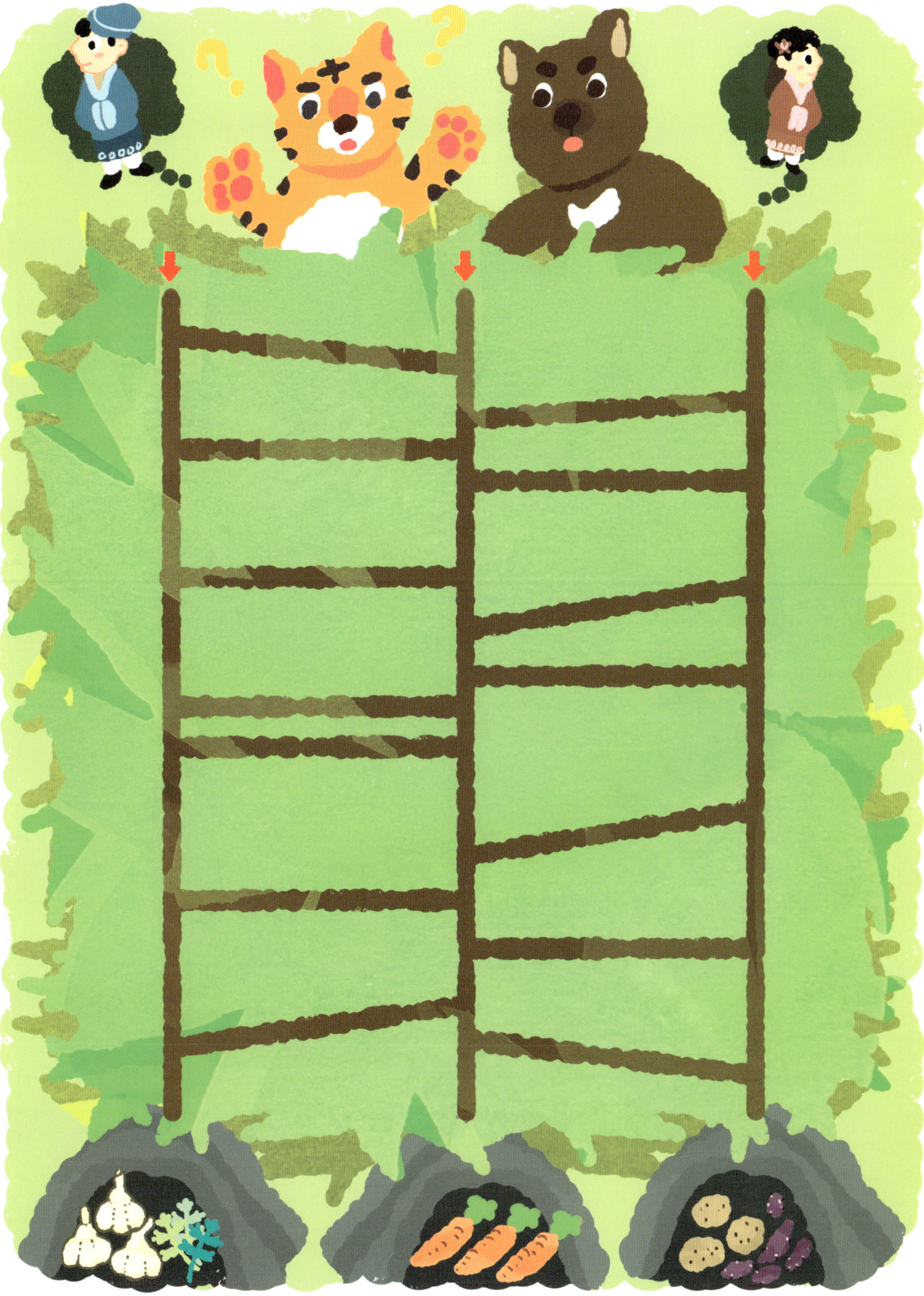

단군신화

호랑이와 곰이 사람이 되기 위해 환웅을 찾아가 방법을 알려달라고 하였습니다.
환웅은 동굴속으로 들어가 쑥과 마늘만으로 100일을 견디면 사람이 될 거라고 하였습니다.

단군신화는 사다리타기입니다. 그런데 위로 가는 것이 아니고 아래 동굴로 내려가는 것입니다. 아래와 옆으로만 갈 수 있습니다. 한번 내려간 길은 위로 올라 올 수 없습니다.
세 개의 사다리가 있습니다.
어느 사다리로 내려가야 쑥과 마늘이 있는 동굴을 찾을 수 있을까요?
길을 찾아보세요.

기억회상 질문

단군신화의 다음을 이야기하실 분계신가요?
곰과 호랑이는 사람이 되기 위해 누구를 찾아갔나요?
다른 동굴에 있는 야채는 무엇인가요?
그림에서 호랑이는 어떤 사람이 되고 싶은가요?

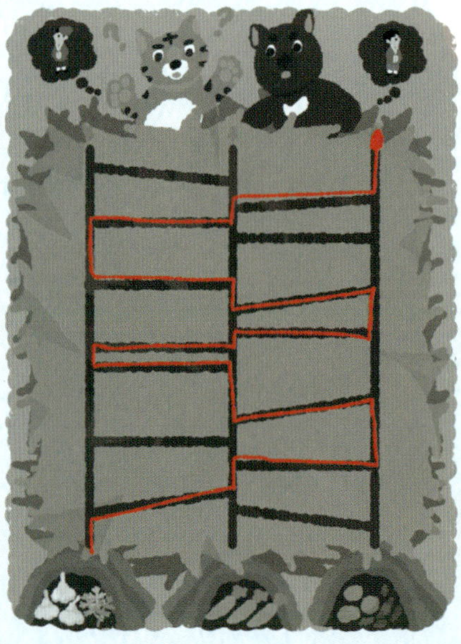

참조: 한국의 신화

13. 토끼와 거북이

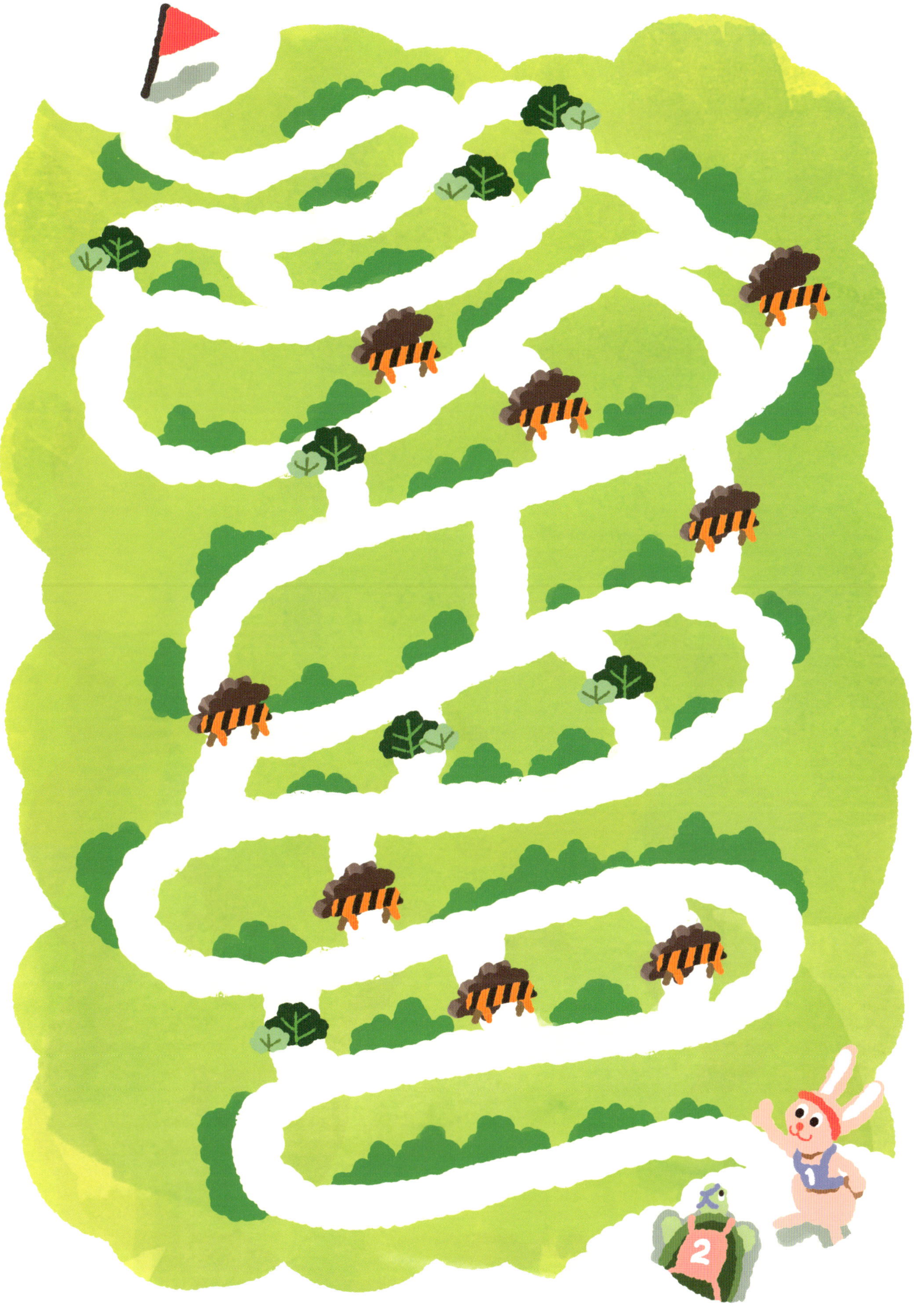

토끼와 거북이

토끼와 거북이가 누가 빠른가 달리기 경주를 하려고 합니다. 걸음이 빠른 토끼가 이기는 것이 당연하죠, 그런데 경주에서 토끼는 너무 뒤에 쳐져 있는 거북이를 보고는 쉬다가 잠이 들어버려 결국 거북이에게 지고 말지요. 느려도 꾸준하게 걸어간 거북이가 낮잠에 빠져 있던 토끼를 이기는 것입니다.

이 경주에는 방해를 하는 장애물이 많습니다.
장애물을 피해 길을 찾아보세요.
덤불은 토끼와 거북이에게는 큰 장애물이 되네요.

기억회상 질문

토끼와 거북이의 이야기와 비슷한 이야기를 하실 분 계십니까?
방해물은 무엇입니까?
모두 몇 개입니까?
현재 육상경기에서 가장 빠른 달리기는 몇 미터 달리기입니까?
올림픽 육상 경기에서 가장 오랜 시간 달리는 경기는 무엇입니까?

참조: 위키백과, 이솝우화

14. 시골쥐와 서울쥐

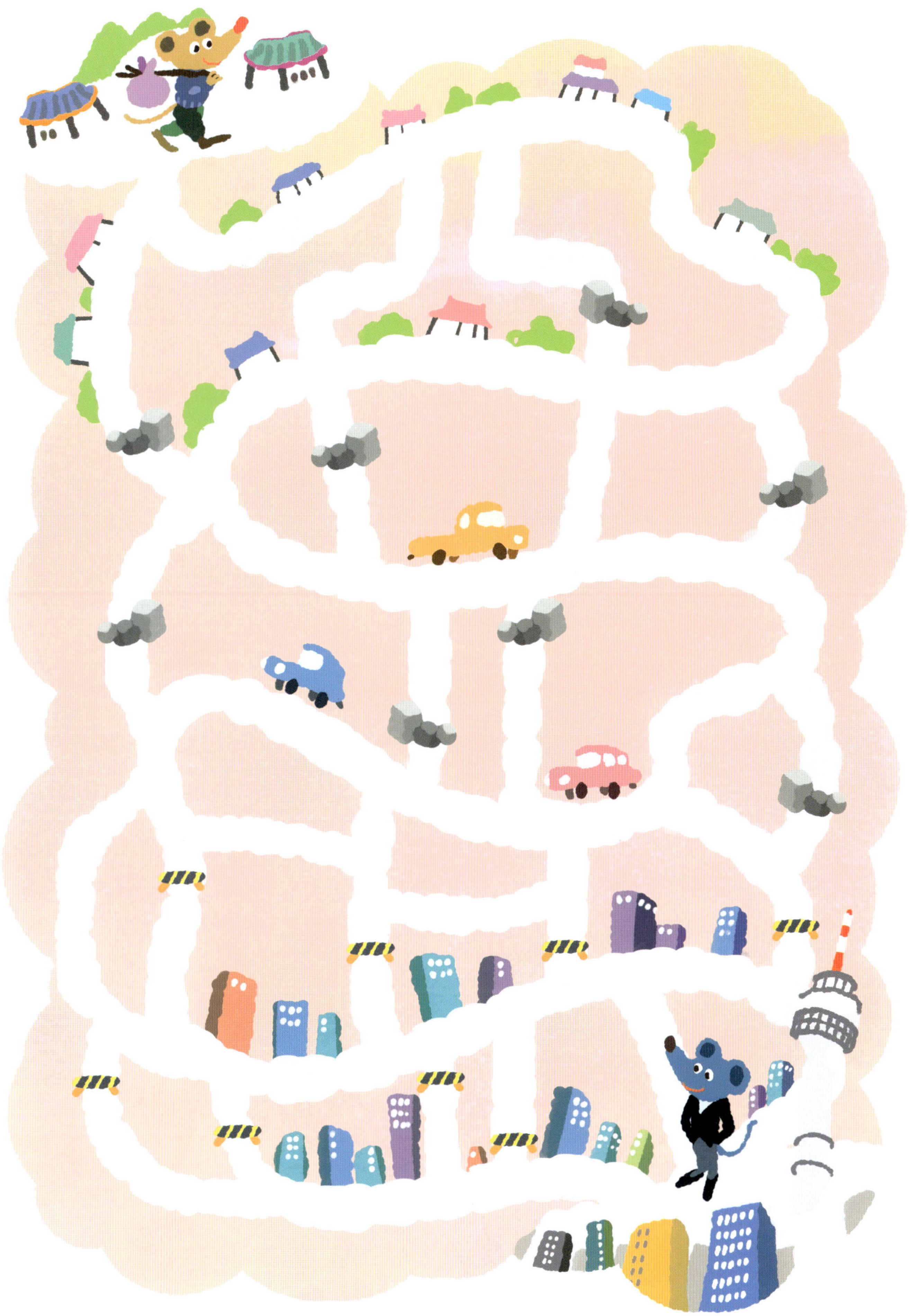

시골쥐와 서울쥐

어느 날 시골에 사는 쥐가 서울에 사는 쥐를 초청했습니다. 두 마리 쥐는 밭에 있던 곡식들을 먹고 있었지만 서울쥐는 시골쥐에게 이렇게 말했습니다. "시골쥐야, 왜 이렇게 지루한 생활 속에서 사니? 내가 사는 도시에 같이 가보자. 그러면 맛있는 음식들을 배불리 먹을 수 있어."

시골쥐는 서울쥐를 따라 서울로 갑니다. 서울이란 곳이 자동차도 많고 빌딩도 많네요. 중간중간 길을 막는 큰 장애물도 있고요. 서울쥐가 기다리는 곳으로 길을 찾아보세요.

기억회상 질문

서울로 간 시골쥐의 뒷이야기를 회상해보세요.
어릴 때 쥐를 잡아보셨나요?
내가 살았던 시골(서울, 도시)에 대해 말씀해보세요.
기억에 남는(추억) 이야기를 간단히 차례대로 이야기해보세요.

참조: 한국민속문학사전, 이솝우화

15. 미운 오리 새끼

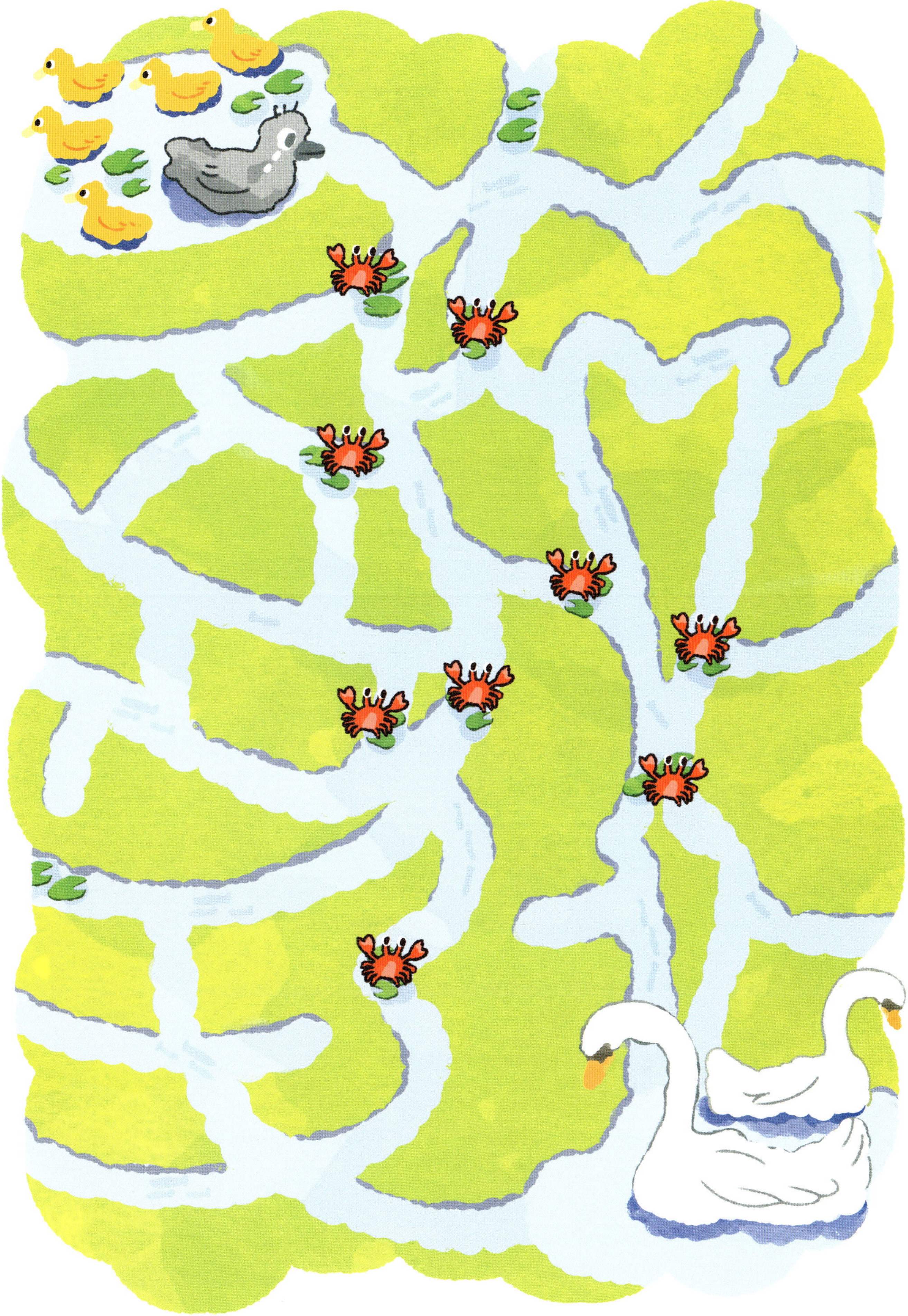

미운 오리 새끼

안데르센동화 미운 오리 새끼는 유난히 큰 알에서 태어난 새끼 오리는 보통의 오리들과 다르게 생겼다는 이유로 주변 오리들에게 괴롭힘을 당했습니다. 처음에는 어미 오리가 다독여주지만, 나중엔 어미 오리마저 새끼 오리가 사라져 버렸으면 좋겠다고 한탄합니다. 이에 상처를 받은 새끼 오리는 집을 떠나고, 어느 마음씨 좋은 할머니의 집에서 지내게 됩니다. 하지만 그곳에 있던 고양이와 닭의 괴롭힘에 못이겨 새끼 오리는 결국 또 도망쳐 나옵니다. 춥고 외로웠던 겨울이 지나 봄이 오고, 어느 날 우연히 새끼 오리는 자신이 하늘을 날 수 있음을 알게 되었습니다. 못생긴 오리인줄만 알았던 새끼 오리는 다름 아닌 아름다운 백조였던 것입니다. 이후, 미운 오리 새끼는 백조 무리 속으로 들어가 자유롭게 하늘을 날아다니며 행복하게 살았답니다.

유난히 덩치가 크고 볼품없던 오리가 백조가 있는 곳으로 가는 길을 찾아보세요?
물에는 오리의 길을 막는 수초와 붉은 게가 있습니다.
장애물을 피해 백조들이 있는 곳까지 길을 찾아가면 됩니다.

기억회상 질문

미운 오리 새끼는 원래 어떤 새였습니까?
그림에는 하얀 백조가 모두 몇 마리 있습니까?
미운 오리도 백조였으니 백조는 모두 몇 마리입니까?
오리는 모두 몇 마리입니까?
길을 막는 붉은 게는 몇 마리입니까?
붉은 게 숫자에서 오리와 백조를 합한 숫자의 차이는 어떻게 되나요?
수식으로 표기해보세요.

참조: 두산백과, 덴마크 동화, 한스 크리스티안 안데르센.

16. 복숭아 동자

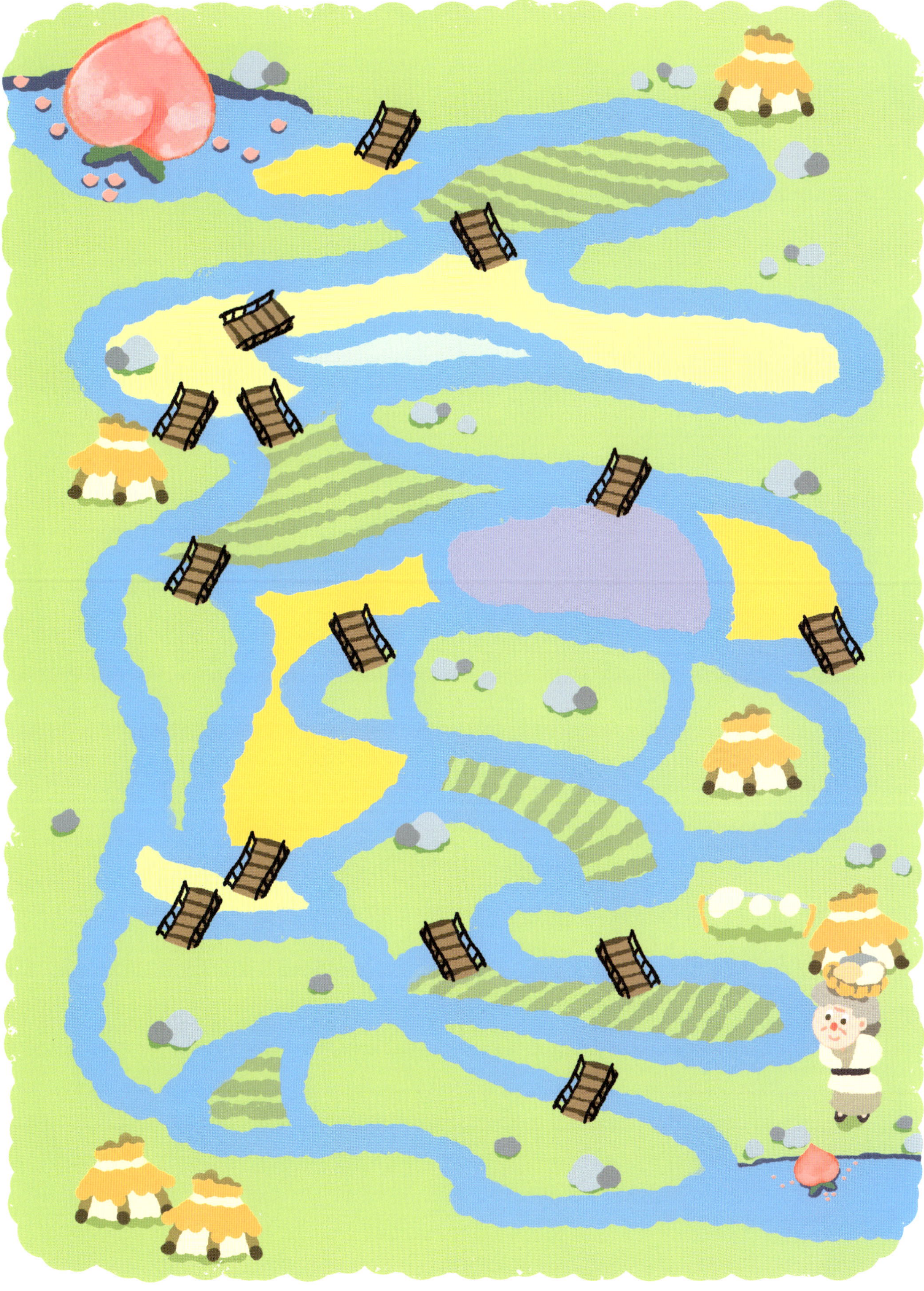

복숭아 동자

거대한 복숭아가 강을 따라 떠내려가고 있습니다. 빨래를 하던 자식 없는 노부부에게 발견되고, 그녀와 남편이 그것을 먹으려고 열어보자 안에서 어린 아이가 나온답니다. 아이는 노부부에게 "자식이 되기 위하여 하늘이 자신을 보냈다"고 설명하였고, 노부부는 아이의 이름을 복숭아 동자라고 불렀답니다.

복숭아가 자기를 길러줄 노부부를 향해 강을 따라 내려갑니다. 다리를 피해 길을 찾아보세요.

기억회상 질문

어느 나라 이야긴지 아시는 분 계시나요?
이 복숭아는 먹으면 몸에 변화가 있답니다. 어떤 변화가 있을까요? 젊어진데요
장애물은 무엇인가요?
장애물은 몇 개가 있나요?
다음이야기를 아시는 분이 계십니까?

참조: 위키백과, 일본의 이야기

17. 라푼젤

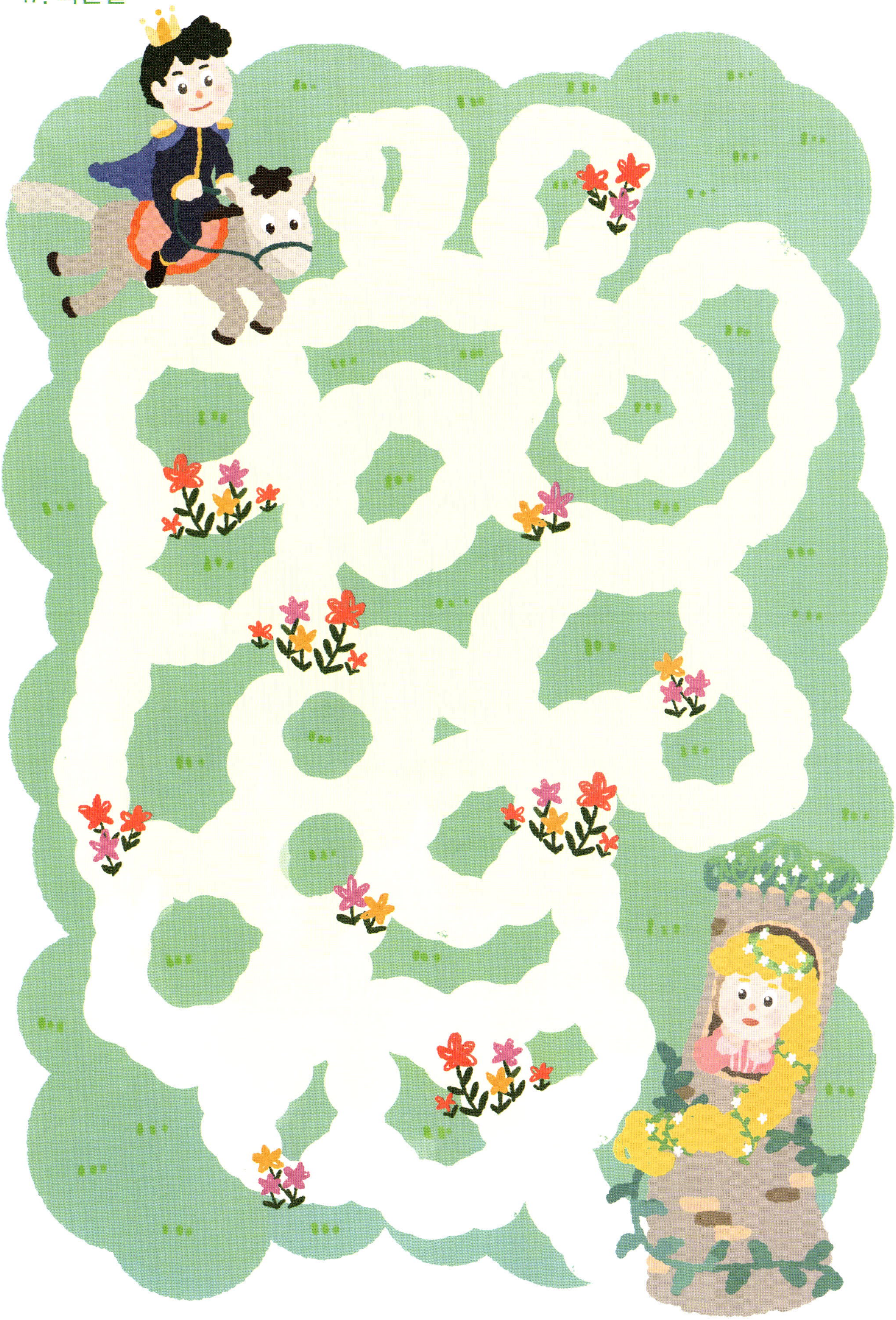

라푼젤

옛날 하누부부가 살고 있었습니다. 어느 날 아이를 임신한 아내는 이웃에 사는 마녀가 키우는 라푼젤(독일 양배추)을 몹시 먹고 싶어 했습니다. 라푼젤을 먹지 못하면 죽을 것 같다고 졸라대는 아내를 위해 남편은 마녀의 밭에서 몰래 라푼젤을 훔쳤습니다. 라푼젤을 맛있게 먹은 아내는 또 라푼젤이 먹고 싶다고 졸랐고, 남편은 또 마녀의 밭에 갔다가 마녀에게 들키고 말았습니다. 마녀는 태어날 아기를 자신에게 주면 용서해 주겠다고 제안하고, 남편은 이를 승낙했습니다.
시간이 흘러 아내는 딸을 낳았고 마녀는 약속대로 아기를 데려가 '라푼젤'이라는 이름이 붙여 깊은 숲 속에 있는 높은 탑 속에 가둬 자라게 하였습니다. 그 탑에는 출입구가 없었고, 마녀는 라푼젤의 긴 황금빛 머리카락을 사다리 삼아 탑을 드나들었습니다.

어느 날 숲을 지나가던 왕자는 라푼젤의 아름다운 노랫소리에 이끌려 탑을 찾아오게 되었습니다. 왕자님이 라푼젤이 갇혀 있는 탑으로 가는 길을 찾아보세요.
장애물은 꽃무더기인데 말이 꽃무더기를 밟으면 안 된답니다.

기억회상 질문

다음 이야기를 아시는 분 있나요?
라푼젤은 무슨 뜻인가요?
꽃무더기가 길을 막고 있네요, 모두 몇 개인가요?
탑을 올라가는 방법은 무엇인가요?

참조: 위키백과, 독일의 이야기, 그림형제

18. 견우와 직녀

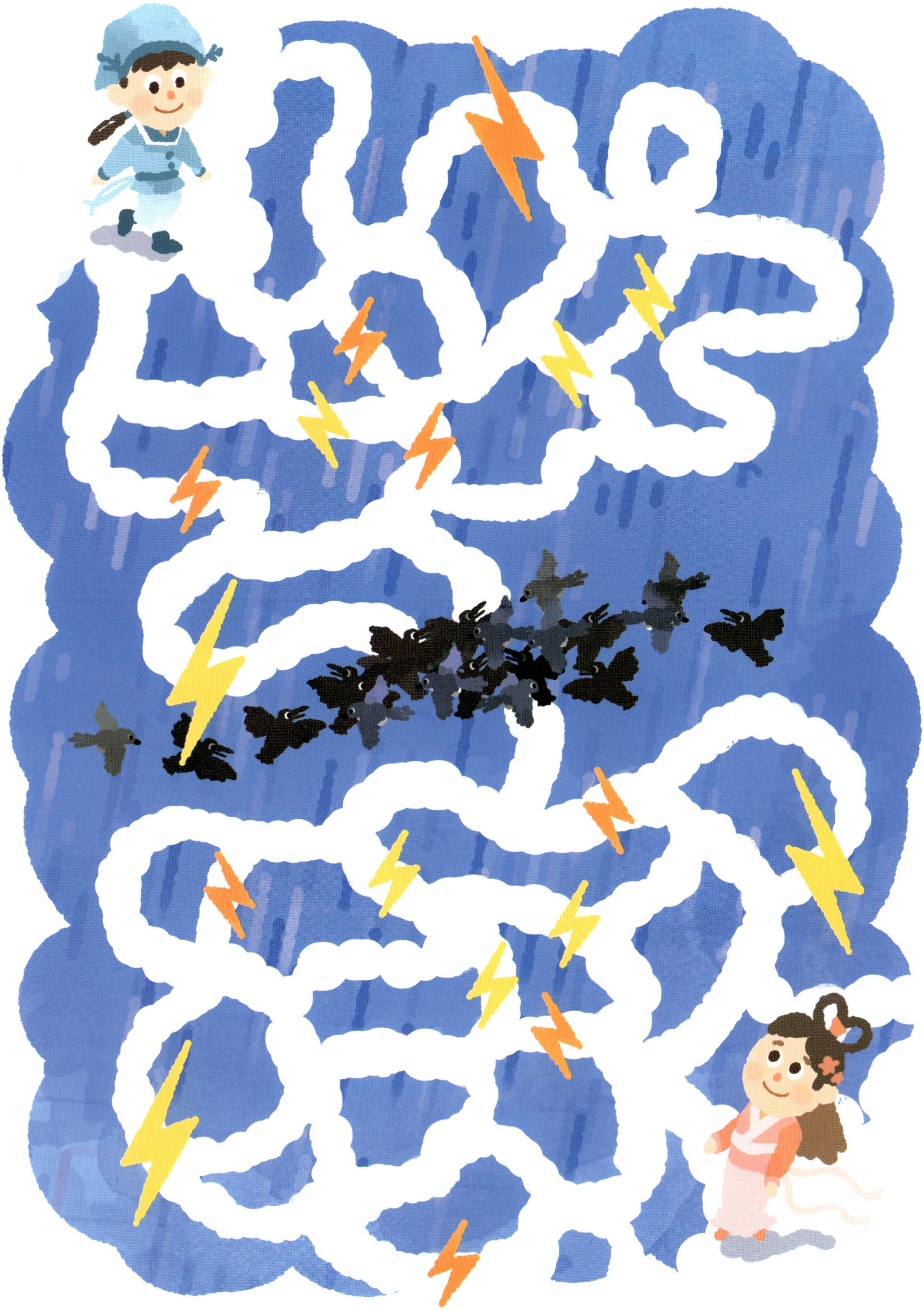

견우와 직녀

소를 모는 견우와 베를 짜는 직녀는 칠월칠석 하루만 만날 수 있답니다.
음력 7월 7일, 즉 칠석(七夕)날과 관련된 전설로 더 유명하지요. 견우성과 직녀성은 서로 사랑하지만, 은하에 다리가 없기 때문에 만날 수가 없어 회포를 풀 길이 없었답니다. 견우와 직녀의 이 딱한 사정을 알고 해마다 칠석날이 되면 지상에 있는 까마귀와 까치가 하늘로 올라가 몸을 잇대어 은하수에 다리를 놓아 준답니다. 이 다리를 오작교(烏鵲橋)라고 하는데, 견우와 직녀는 오작교를 건너와 1년마다 한 번씩 만날 수 있었습니다.

견우와 직녀가 오작교를 향해 가고 있는데 주위엔 천둥번개가 무섭게 번쩍이네요.
번개를 피해 길을 찾아보세요.

기억회상 질문

견우와 직녀가 만날 수 있는 다리 이름이 무엇인가요?
오작은 어떤 새를 말하나요?
이날 내리는 비를 뭐라고 하는지 아시나요?
둘의 길을 방해하는 것은 무엇입니까?
노란색 번개는 몇 개인가요?
붉은색 번개는 몇 개인가요?
견우는 무슨 일을 하는 사람인가요?
직녀는 무슨 일을 하는 사람인가요?

참조: 두산백과.

19. 임금님 귀는 당나귀 귀

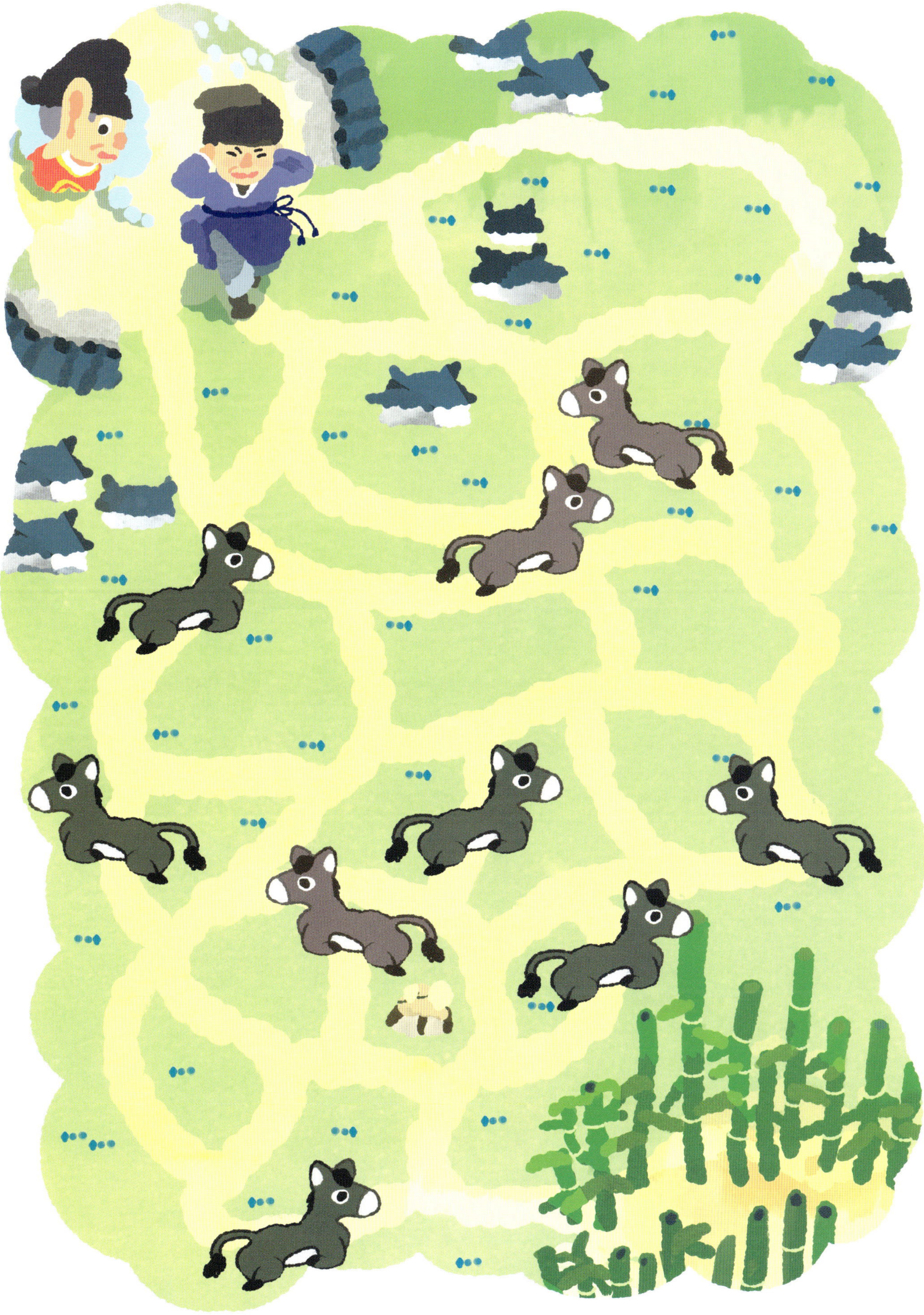

임금님 귀는 당나귀 귀

신라 경문왕은 귀가 당나귀처럼 길다는 것을 부끄러워했습니다. 그래서 늘 왕관속에 귀를 숨기고 생활했지만 단 한 사람, 임금님의 왕관을 만드는 복두장만이 이 사실을 알고 있었답니다. 그러나 그는 이 사실을 아무에게도 말하지 못해 답답해하다가 죽기 전에 도림사(道林寺) 쪽 대나무숲에서 "임금님 귀는 당나귀 귀" 라고 외쳤답니다. 뒤이어 이 소리는 바람을 타고 전국에 퍼졌답니다. 바람이 불 때마다 이런 소리가 들리자 경문왕은 대나무를 베어 버리고 산수유나무를 심도록 했는데 그 후로는 "임금님 귀는 길다" 라는 소리가 들리게 되었다고 합니다.

비밀을 아무에게도 말을 못한 복두장이 너무 괴로워 속이 시원하게 이야기할 만한 곳을 찾고 있습니다.
복두장이 대나무 숲을 찾아가고 있네요.
당나귀가 길을 막고 있습니다. 길을 찾아보세요.

기억회상 질문

임금님 귀가 어느 동물을 닮았나요?
복두장이는 마음이 답답하여 어디에서 “임금님 귀는 당나귀 귀”라고 외쳤습니까?
장애물은 어떤 동물인가요?
몇 마리 있습니까?

참조: 한국민족문화대백과, 위키백과, 경문왕 설화

20. 장화홍련

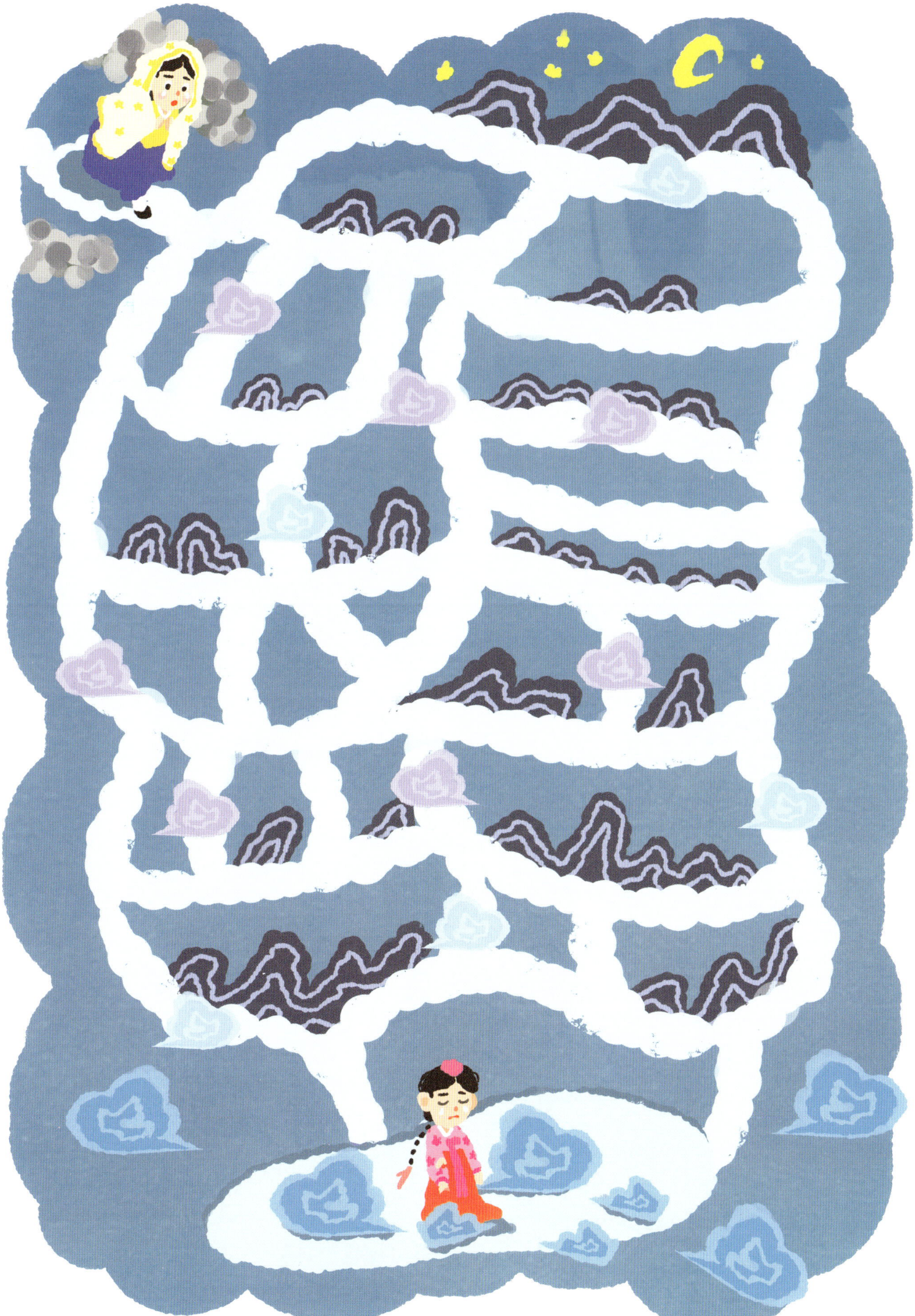

장화홍련

옛날 평안도 철산에 사는 좌수 배무룡(裵武龍)이란 사람에게 장화와 홍련이란 두 딸이 있었습니다. 그런데 갑자기 부인이 세상을 떠나 후취로 허씨를 맞아들입니다. 허씨는 용모도 흉악하지만 마음씨마저 간악하여 두 딸을 학대하였답니다. 그러던 중 장화의 혼담이 오가자 혼수 비용을 아까워한 허씨는 자신의 친아들을 시켜 장화를 살해하고, 나중에 이 사실을 알게 된 홍련은 자살을 합니다. 억울하게 죽은 자매는 원한을 풀고자 부사를 찾아가지만 장화 자매의 모습에 부사들이 놀라 죽거나 도망을 치는 바람에 번번이 실패하였답니다.

불쌍한 장화 언니를 찾아 홍련이 뒤를 따라갑니다.
두 자매가 행복하게 만나는 길을 찾아보세요.
어두운 밤에 산과 구름을 피해 두 자매가 만날 수 있는 길을 찾으면 됩니다.

기억회상 질문

다음 이야기를 아시는 분 계세요?
배무룡의 첫째딸 이름은 무엇입니까?
작은 딸 이름은 무엇인가요?
쌍둥이는 몇 명을 말하나요?

어르신들의 가족에 대한 간단한 질문들을 해보세요.
자식이 있습니까?
자식은 몇 명을 두셨습니까?
아들 이름이 무엇인가요?
딸 이름은 무엇인가요?
손주들은 몇 명인가요?
손주들의 이름을 적어보세요?

참조: 위키백과, 한국의 고전 소설

21. 이상한 나라의 앨리스

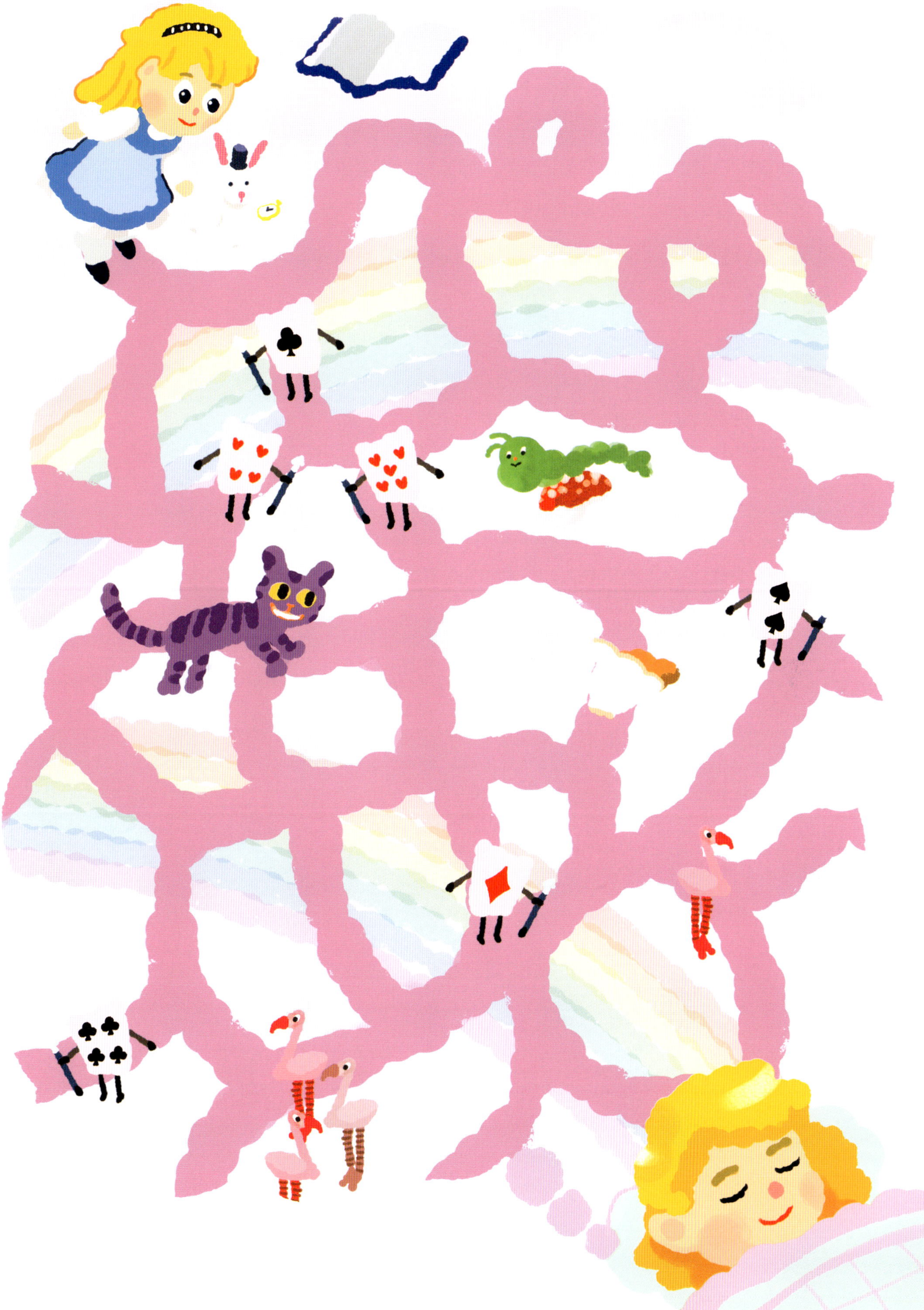

이상한 나라의 앨리스

언니와 함께 강변으로 소풍을 나온 소녀 앨리스는 우연히 회중시계를 꺼내보고 있는 외투 차림의 하얀 토끼를 따라갑니다. 앨리스는 하얀 토끼가 뛰어내린 나무 밑동의 구멍 속으로 굴러떨어지고, 땅굴 속에서 이상한 물약을 마시는 바람에 몸이 거대해집니다. 앨리스가 흘린 눈물로 땅속 나라에 물웅덩이가 생기고, 하얀 토끼가 떨어뜨린 부채를 부치자 이번엔 앨리스의 몸이 작아집니다. 자신의 눈물로 만들어진 연못에 빠진 앨리스는 이상한 동물들을 만나기도 하고, 하얀 토끼의 집에서 하녀 노릇을 하기도 합니다. 그 와중에 약을 먹고 다시 몸이 집채만큼 커졌다가 과자를 먹고 도로 작아지는 등 여러 가지 체험을 하게 됩니다. 트럼프 병정과 홍학으로 크로켓 게임을 하기도 합니다.

앨리스가 지금 하얀 토끼와 집을 찾아가고 있네요.
트럼프 병정들과 호랑이 홍학, 몸을 크게하는 물약 등이 길을 막고 있습니다.
이들을 피해 집으로 가는 길을 찾아보세요.

기억회상 질문

앨리스는 무엇을 먹으면 몸이 커지나요?
어떻게 하면 작아지나요?
장애물은 무엇이 있나요?
장애물은 몇 개가 있나요?
앨리스가 한 크로켓 게임은 어떤 것인가요?
트럼프 병정의 이름과 수를 말해보세요?

참조: 사사상식사전, 두산백과, 영국의 동화, 루이스 캐럴

22. 개미와 베짱이

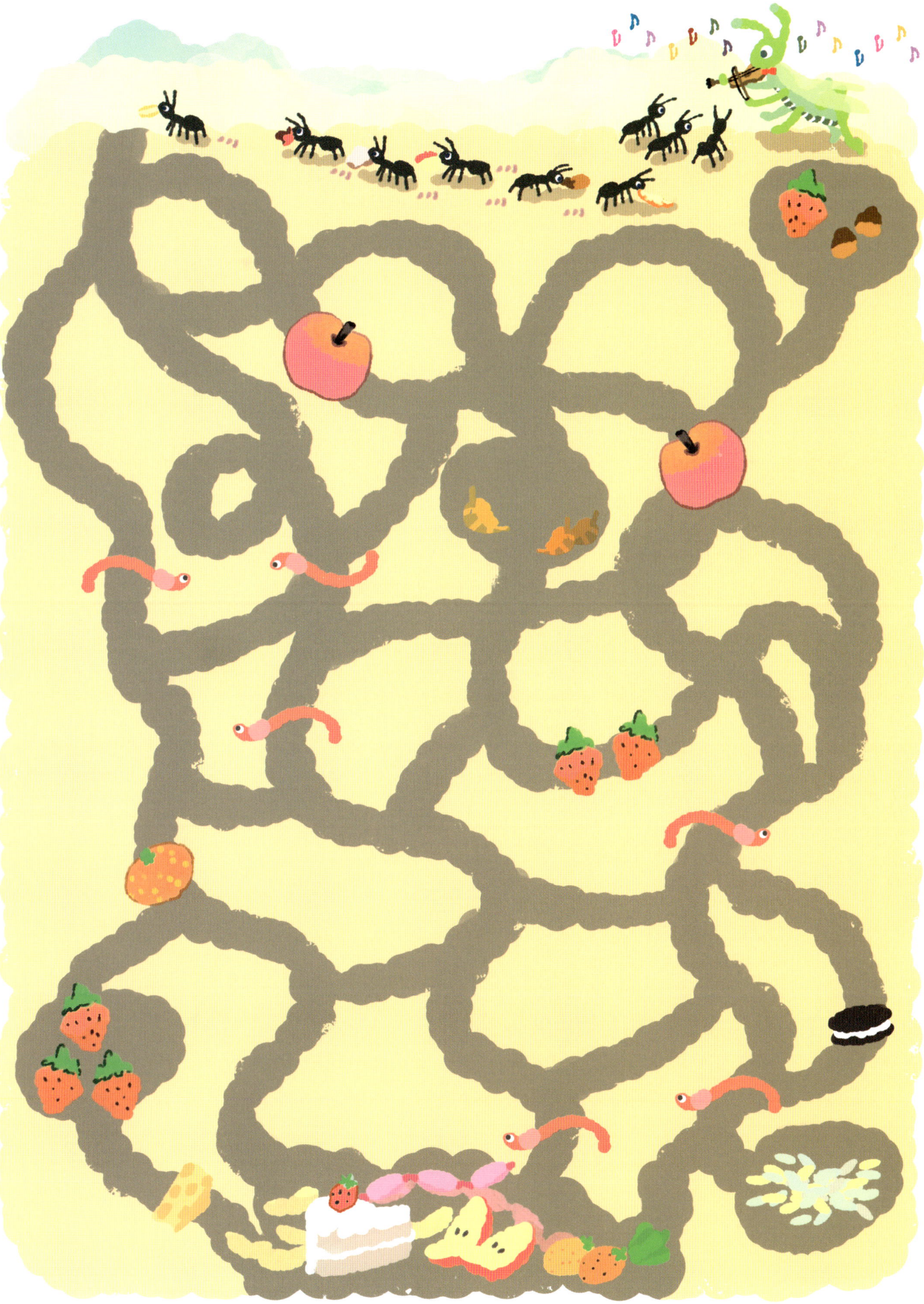

개미와 베짱이

《개미와 베짱이》는 이솝 우화 중 하나로서, 미래를 위해 계획하고 일하는 가치에 대한 양면적인 도덕적 교훈을 주는 이야기입니다. 이 우화는 겨울을 대비해 음식을 모으는 개미와 따뜻한 계절 동안 노래를 부르며 시간을 보낸 베짱이에 대한 이야기입니다. 겨울이 오자, 베짱이는 굶주림에 시달리다 개미에게 음식을 구걸하고 개미는 베짱이의 게으름을 비난합니다.
개미들이 겨울에 먹을 양식을 창고에 가져다 두기 위해 열심히 일을 하고 있습니다.

창고를 가는 길을 사과, 딸기, 귤, 벌레, 치즈, 과자가 막고 있네요.
장애물을 피해 길을 찾아보세요.

기억회상 질문

베짱이는 어떻게 되었을까요?
장애물은 무엇무엇 인가요?
장애물은 모두 몇 개가 있나요?
길을 막고 있는 것 중 가장 수가 많은 것은 무엇이고 몇 개인가요?
딸기는 몇 개 있나요?
크기가 가장 큰 장애물은 무엇인가요?

참조: 위키백과 이솝우화

23. 개와 고양이

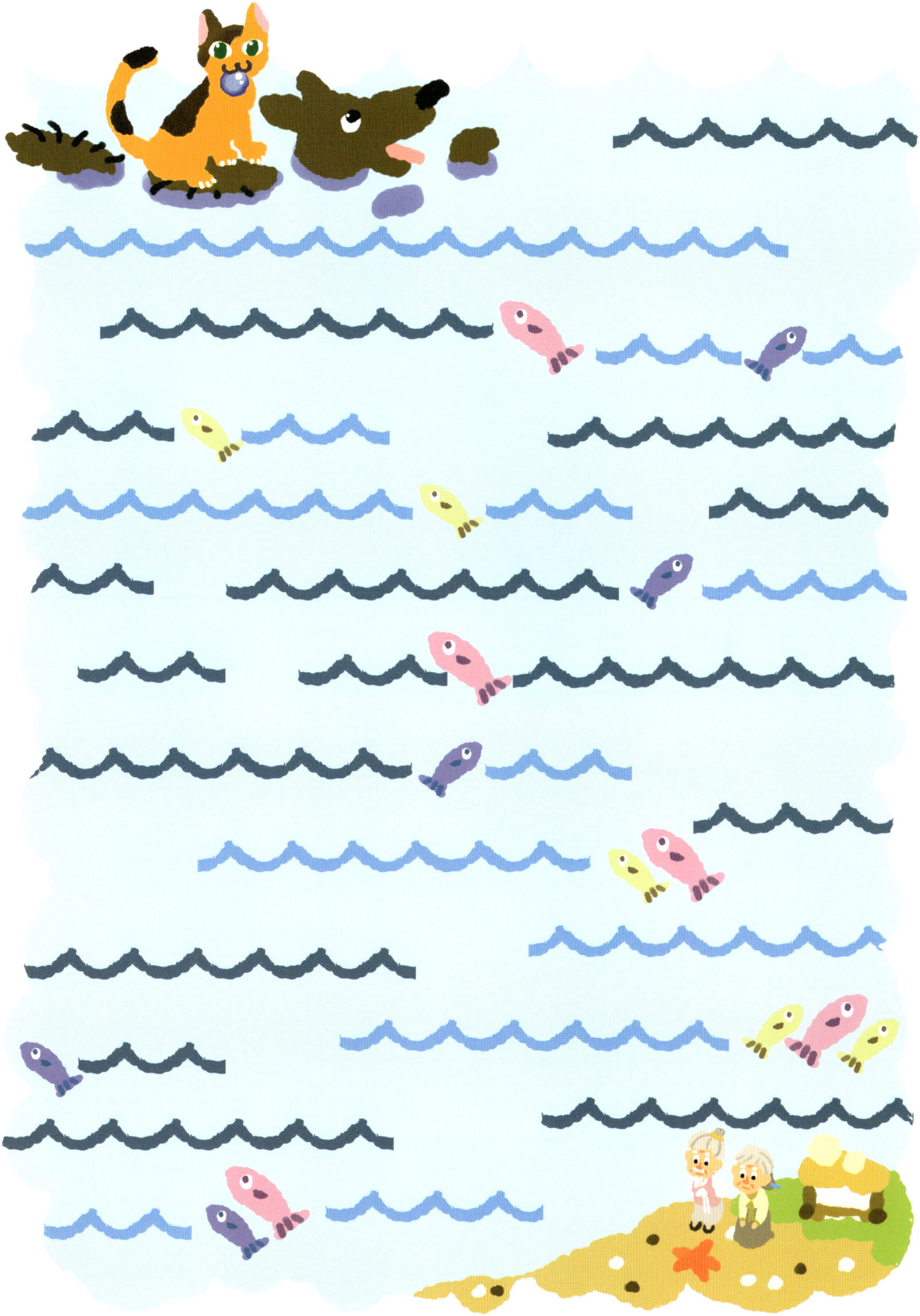

개와 고양이

옛날 어느 바닷가에 늙은 부부가 큰 잉어를 낚아 살려주고 얻은 구슬로 부자가 되었는데, 건넛마을 심술궂은 노파가 방물장수 행세를 하며 이 집에 찾아왔습니다. 주인 할머니가 잠시 한눈을 파는 사이 구슬을 바꿔치기했습니다. 노파가 떠난 후 집과 재물이 모두 사라져 노부부는 예전의 궁색한 생활을 하게 되었는데, 이때 노부부가 키우던 개와 고양이가 망연자실한 노부부를 보고 구슬을 다시 찾아오기로 뜻을 모았습니다. 개와 고양이가 이웃 마을에 가서 그 노파를 찾아내고 그 집의 쥐들 중, 대장 쥐를 잡아 인질로 삼고 나머지 쥐들로 하여금 구슬을 가져오게 하였습니다. 결국 고양이와 개는 구슬을 되찾아 집으로 오게 되었는데 오는 도중 큰 강을 건너야 했습니다.
둘은 지혜를 모아 고양이가 구슬을 입에 물고 개가 고양이를 등에 태우고 물을 건너게 되었습니다.

높은 파도와 물고기가 길을 막고 있네요, 집으로 돌아가는 길을 찾아보세요.

기억회상 질문

이야기의 다음을 이야기하실 수 있나요?
고양이는 구슬을 어떻게 되찾았나요?
분홍색, 노란 색, 파란 색 물고기는 모두 몇 마리씩인가요?

참조: 문화원형백과, 한국의 설화, 손진태1992)

24. 달나라 토끼

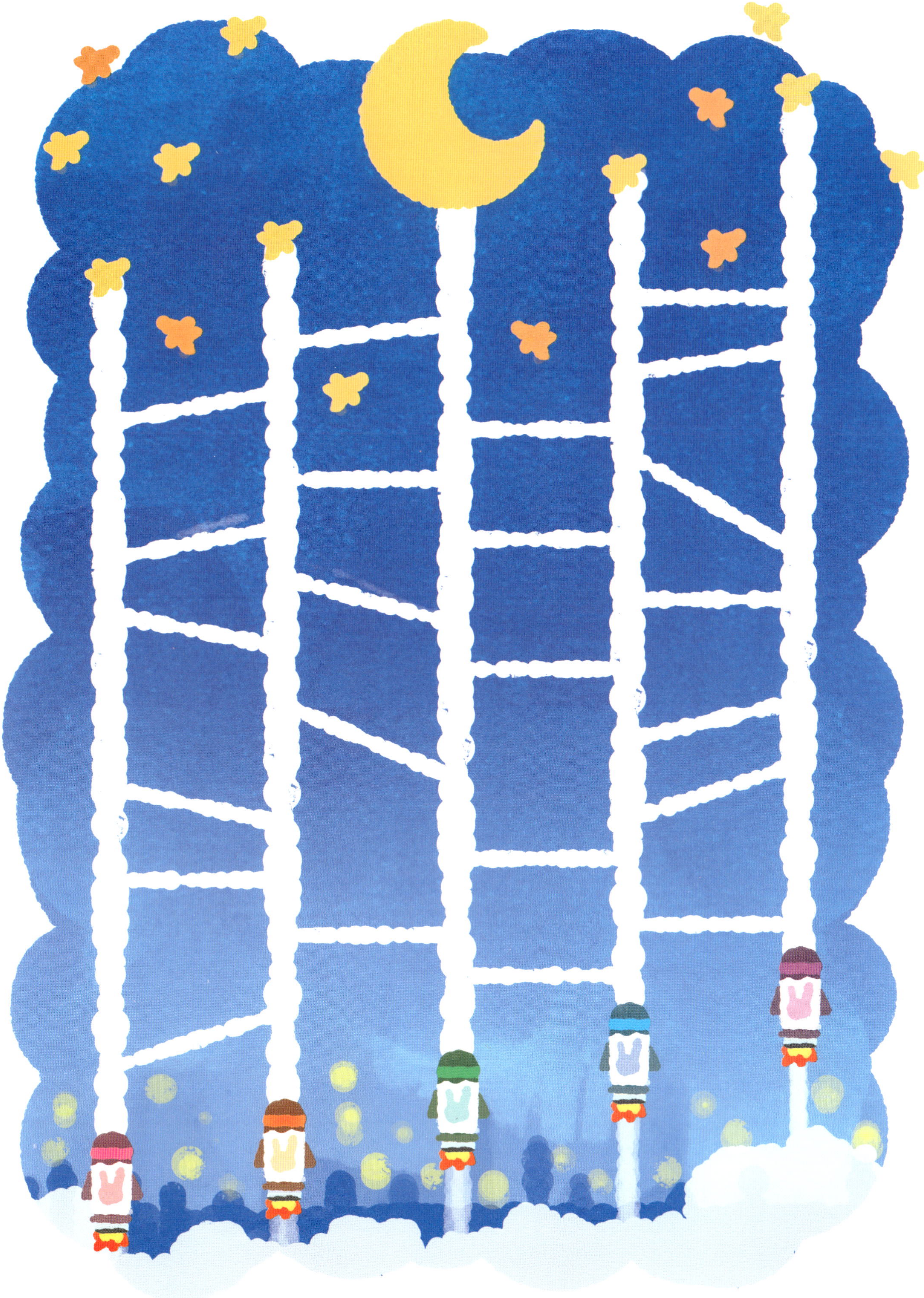

달나라 토끼

다섯 개의 로켓에 토끼가 타고 달나라 여행을 갑니다.
모두 다섯 군데서 출발 하지만 사다리를 타고 가다 보면 로켓 한 대만
큰 달에 도착하고 나머진 모두 작은 별에 도착합니다.
어느 로켓이 달에 도착할까요?
달에 도착하는 로켓을 찾아보세요.

로켓은 위와 옆으로만 갈 수 있습니다. 뒤로는 갈 수 없습니다.

기억회상 질문

로켓은 모두 몇 대인가요?
별은 모두 몇 개인가요?
별의 수에서 로켓의 수를 빼면 몇 개일까요?
다시 네 개를 빼면 몇 개일까요?

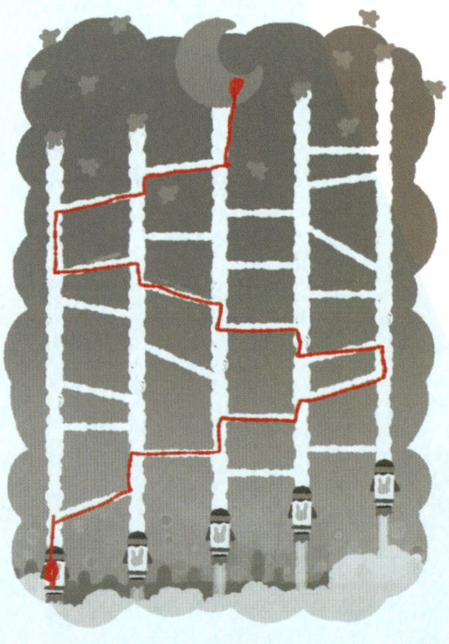

25. 장보기

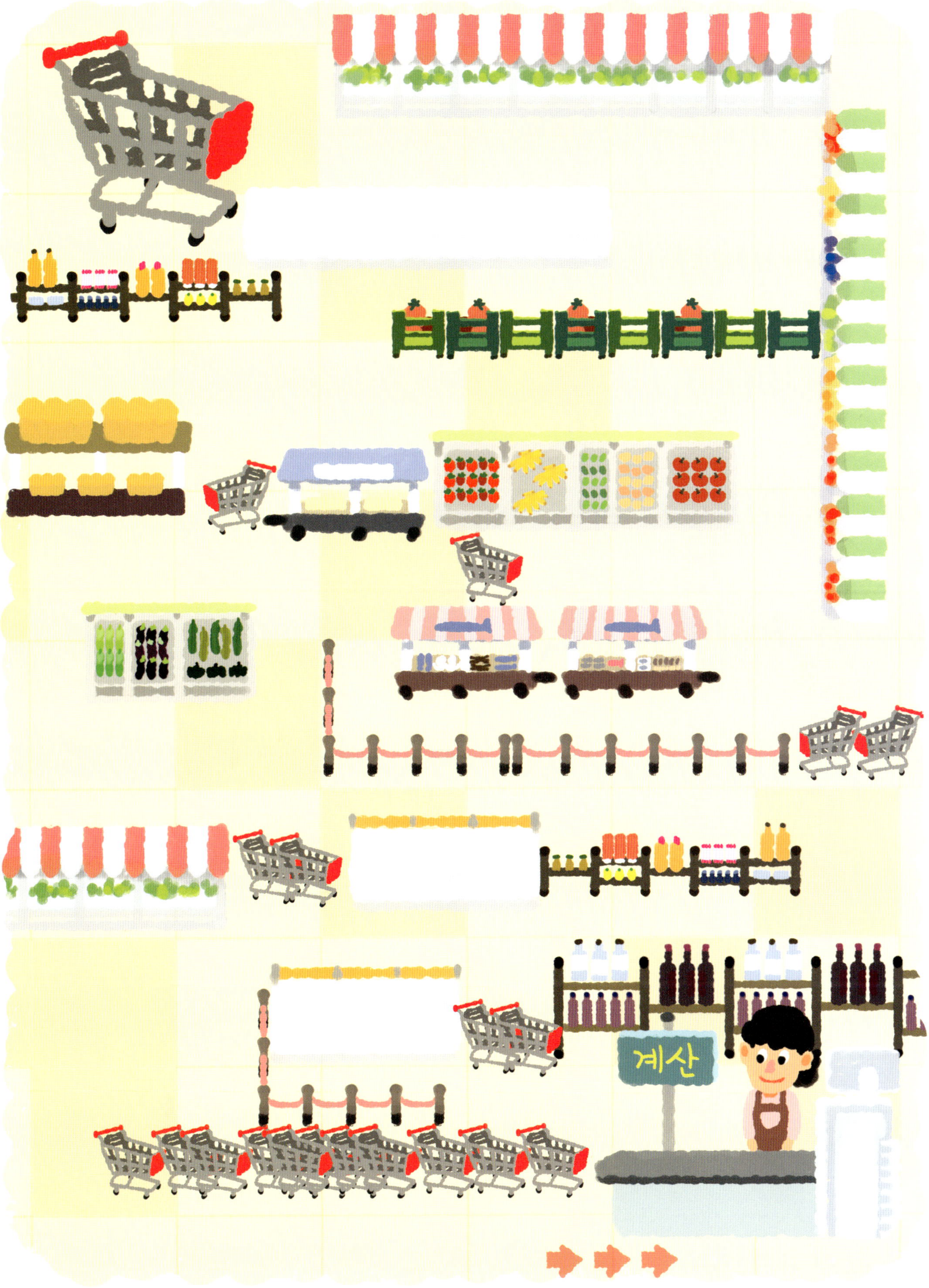

장보기

오늘은 동네 대형마트에서 장을 봅니다.
들어가는 입구에는 음료수판매대가 있습니다.
다음으로 과일, 빵, 생선, 야채 등이 있습니다.
중간 중간 상품진열대를 돌아 필요한 물건을 카트에 담고 계산대로 가서 계산을 하고 물건을 가지고 나가시면 됩니다.

계산대로 가는 길을 찾아보세요.

기억회상 질문

카트가 출발하는 곳에 있는 물건은 무엇인가요?
마트에 있는 물건들의 이름을 말해보세요.
카트 숫자는 모두 몇 개인가요?
어떻게 그 숫자가 나오게 되었나요?

다음 물건을 모두 합하면 얼마가 되나요?

쌀	고기	콜라	과자	식빵
5,000원	10,000원	1,500원	2,000원	3,000원

돈이 20,000원이 있습니다. 어느 물건을 빼면 될까요?
돈이 20,000원 뿐인데 콜라를 꼭 마시고 싶습니다. 콜라를 사게 되면 어느 물건을 빼고 얼마의 거스름돈을 받으면 되나요?
거스름돈이 가장 적은 물품은 어떤 것인가요?

26. 다락방 탐험

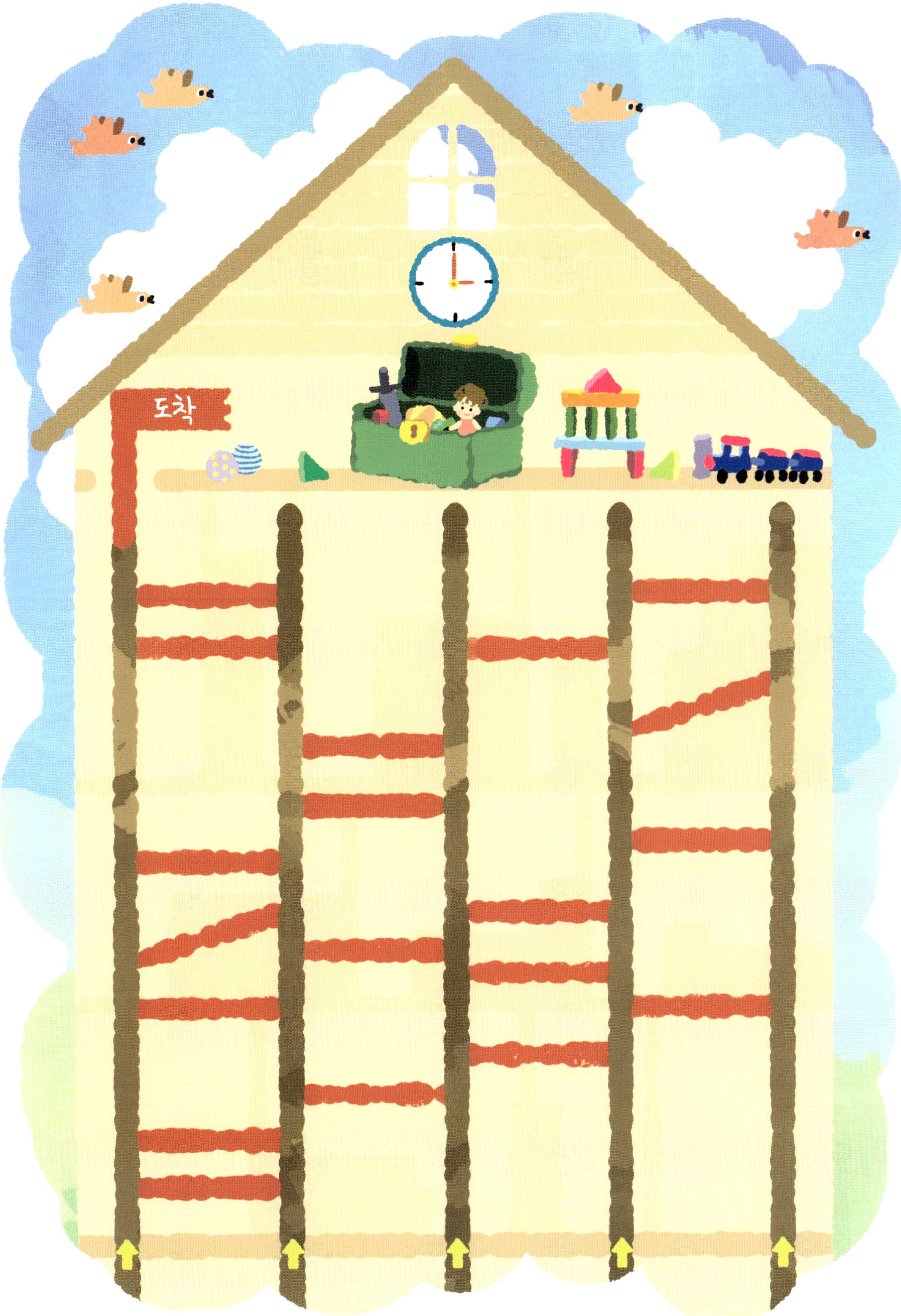

다락방 탐험

다락방에는 장난감이 많이 있어 늘 재밌게 노는 곳입니다.
올라가는 계단이 따로 없어 사다리를 놓고 올라갑니다.
출발하는 곳은 모두 다섯 군데인데 네 군데는 올라가도 천장에 막혀 다락방으로 올라갈 수 없습니다.

다락방을 올라갈 수 있는 사다리를 찾아보세요.

기억회상 질문

어느 사다리가 다락방을 가는 사다리인가요?
다락방의 시계를 찾아보세요. 몇 시 입니까?
지금은 낮인가요 밤인가요?
어떻게 알 수가 있나요

댁에 대한 간단한 질문을 해보세요.
댁에는 다락방이 있었나요?
어떤 구조의 집이었나요?
집 주변에 큰 건물이 있었나요?
사시던 곳의 주소를 말씀해보세요.

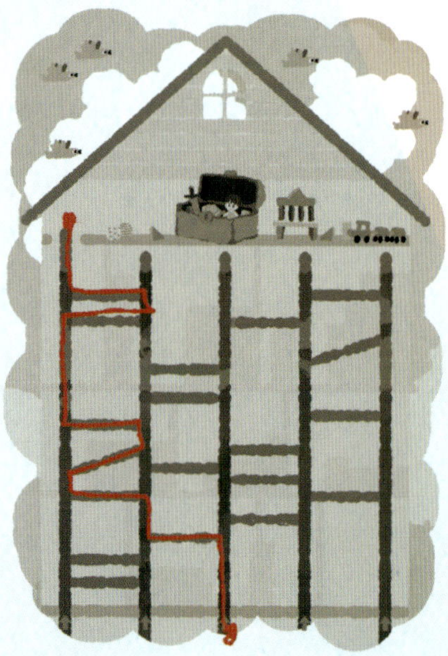

27. 강아지 산책

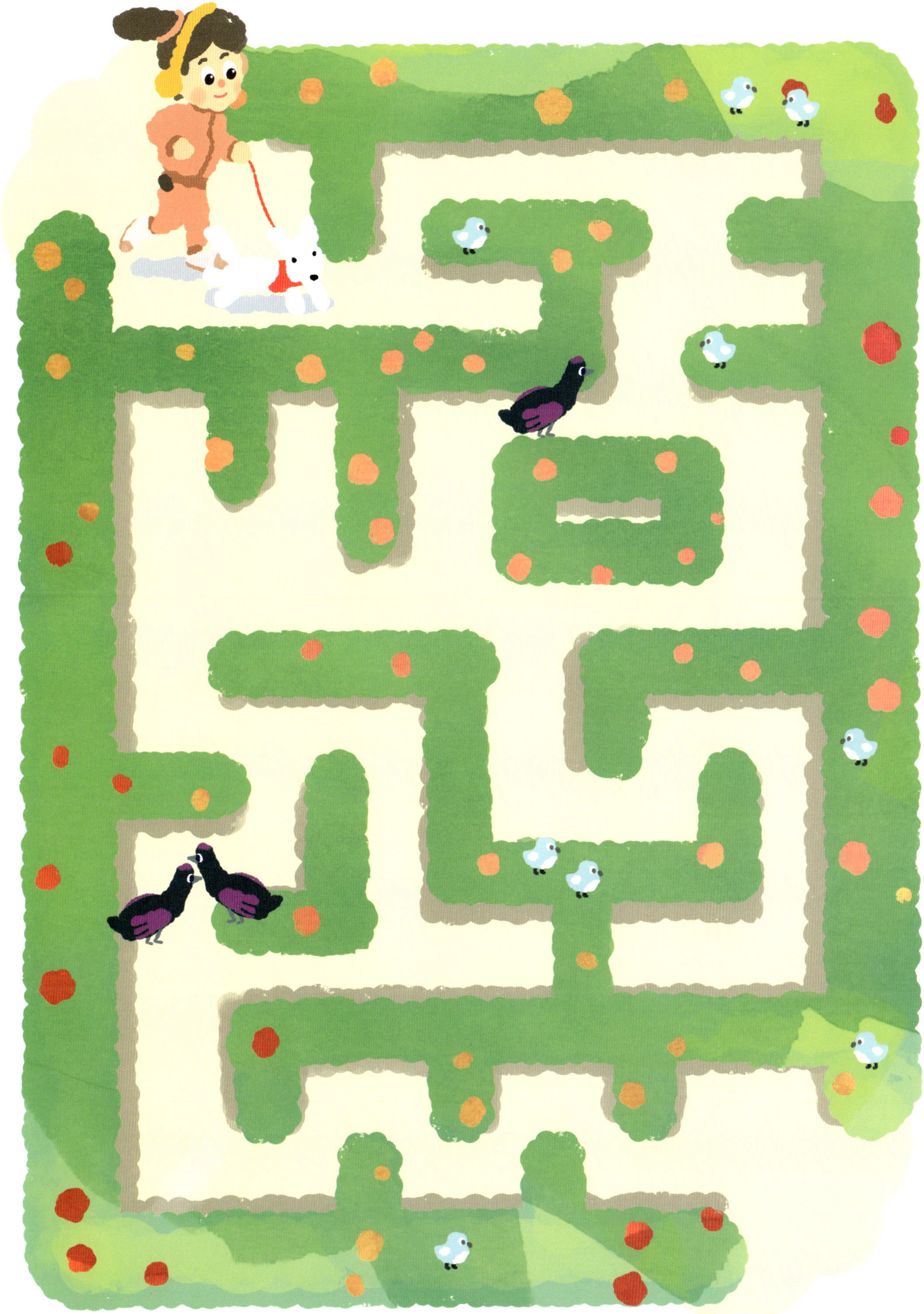

강아지 산책

날씨가 조금 춥지만 강아지와 산책은 늘 즐겁습니다.
공원길에 큰새가 길을 막고 있습니다.
강아지가 가면 큰새가 강아지를 쪼아 새를 피해서 가야합니다.

큰새가 있는 곳을 피해 길을 찾아보세요.

기억회상 질문

길을 막고 있는 새는 모두 몇 마리인가요?
잔디밭 위에 있는 새들도 포함해서 모두 몇 마리인가요?

댁 주변 공원에 대한 간단한 질문을 해보세요.
공원 산책은 자주 하셨나요?
댁 주변에 큰 공원이 있었나요?
공원에 이름이 있나요?
좋아하는 나무가 있습니까?
댁에서 공원까지는 얼마나 가야하나요?

28. 일벌의 하루

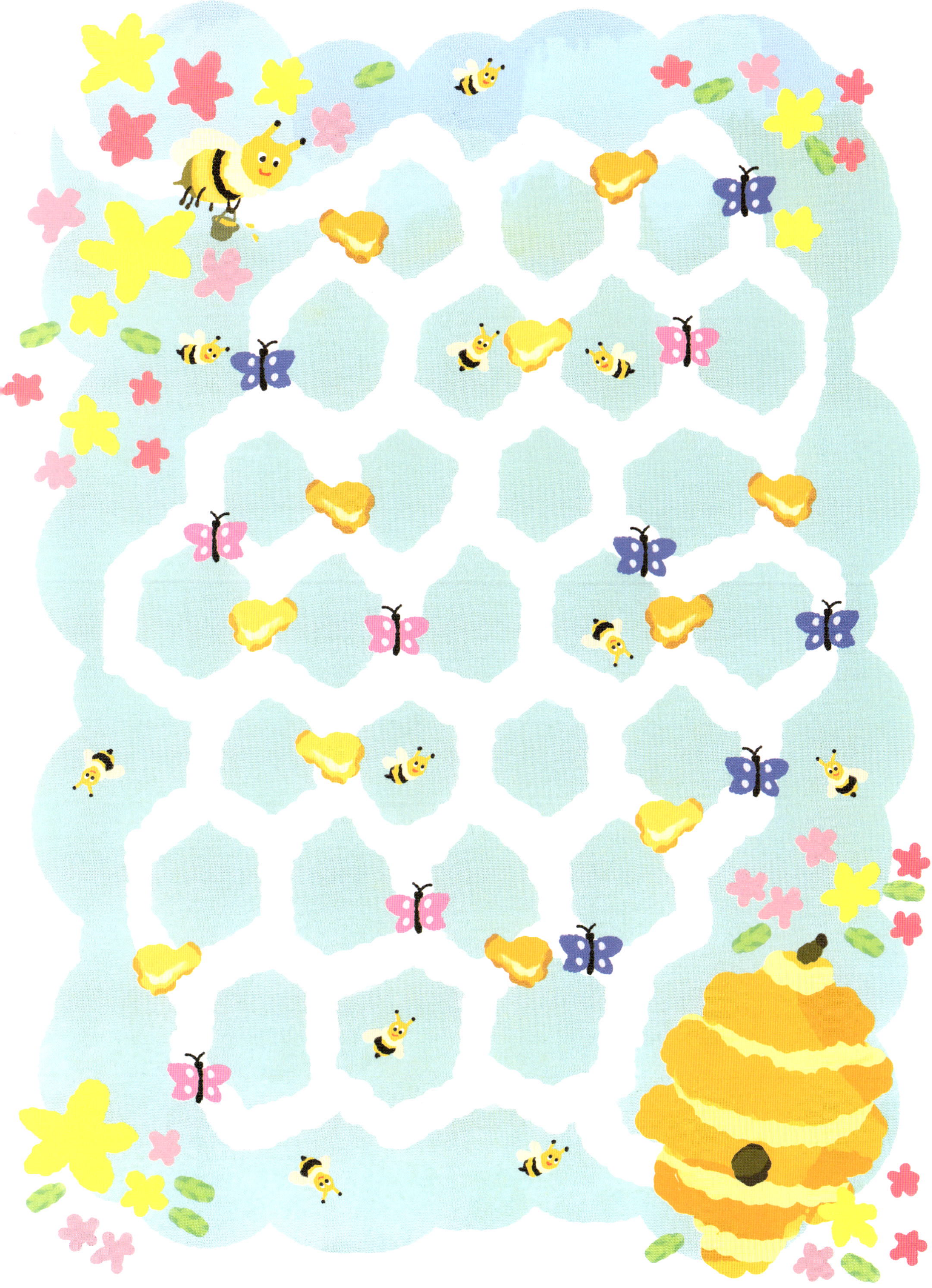

일벌의 하루

꿀벌이 꿀을 따서 벌집으로 돌아갑니다.
중간 중간에 나비와 장애물이 길을 막고 있습니다.

장애물을 피해 길을 찾아보세요.

기억회상 질문

나비는 모두 몇 마리인가요?
나비의 색깔에 따라 숫자를 세어보세요.
벌은 모두 몇 마리인가요?
나비와 벌의 수를 모두 합해보세요?
벌이 만드는 것을 무엇이라 부르나요?

29. 탐정놀이

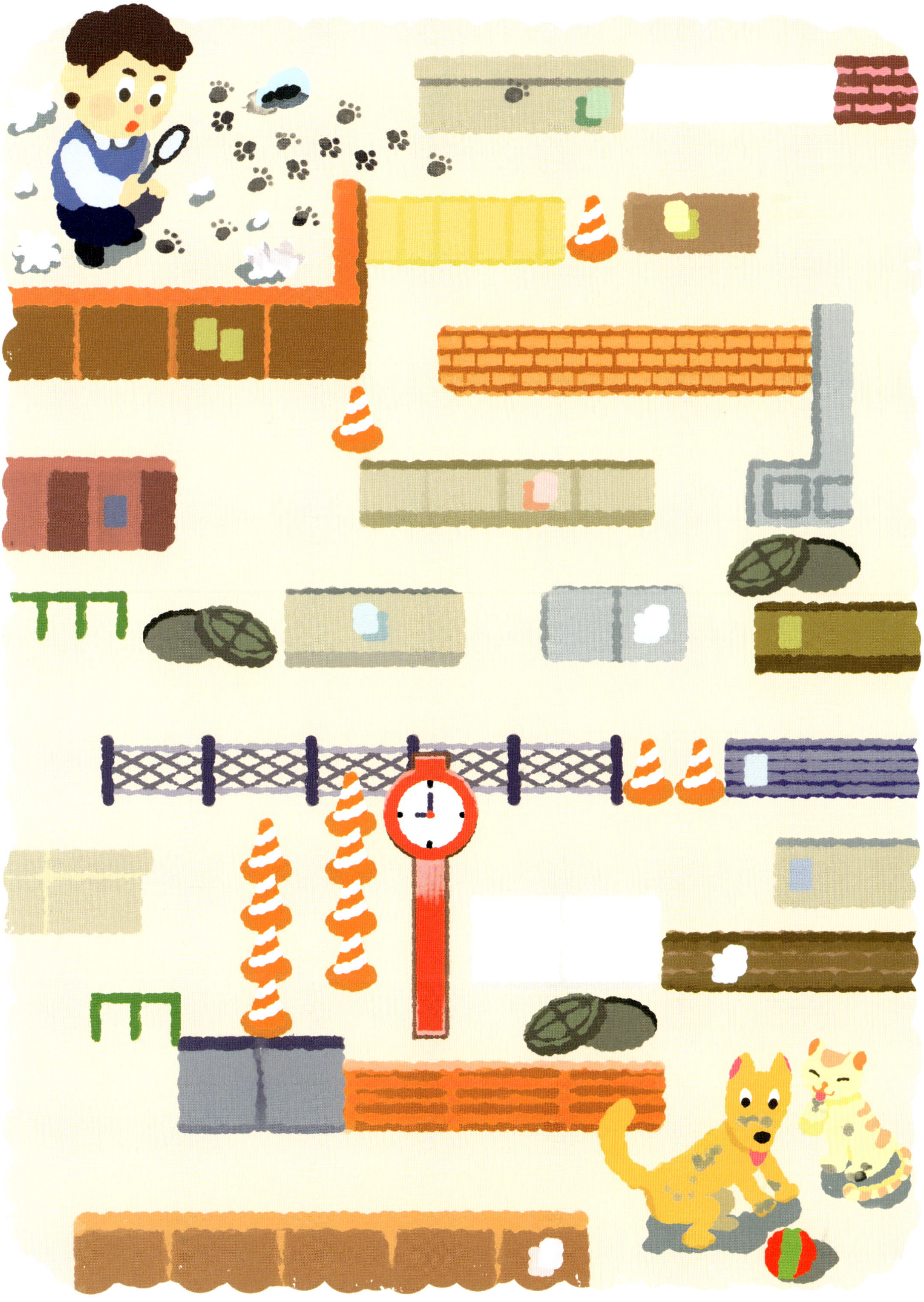

탐정놀이

해가 뜨고 동네 안에 쓰레기가 버려져 있고 누군가 말썽을 피운 흔적이 있네요. 탐정이 범인을 찾고 있습니다.

범인을 찾아볼까요.

중간 중간 맨홀이 열려 있어 잘못하면 하수구 아래로 떨어질 수 있습니다.

조심해서 범인을 찾아보세요.

다음의 암호문을 발견했습니다. 암호를 풀면 범인이 누구인지 알 수 있습니다.

암호문	01/005	08/002/08	08/010
	01/001/08	08/001	09/010

기억회상 질문

길이 잘 보이는 낮인데 몇 시인가요?

길을 막고 있는 고깔은 모두 몇 개인가요?

맨홀은 모두 몇 개인가요?

범인은 누구인가요? 다음의 난수표를 이용하여 암호를 풀어보세요.

ㄱ	ㄴ	ㄷ	ㄹ	ㅁ	ㅂ	ㅅ	ㅇ	ㅈ	ㅊ	ㅋ	ㅌ	ㅍ	ㅎ
01	02	03	04	05	06	07	08	09	10	11	12	13	14

ㅏ	ㅑ	ㅓ	ㅕ	ㅗ	ㅛ	ㅜ	ㅠ	ㅡ	ㅣ
001	002	003	004	005	006	007	008	009	010

동네에 대한 간단한 질문을 해보세요.

내가 살던 곳 주변을 말씀해보세요.

집 앞에 있는 나무나 큰 간판, 전봇대 등등 생각나는 것을 말씀해보세요.

30. 고양이와 털실놀이

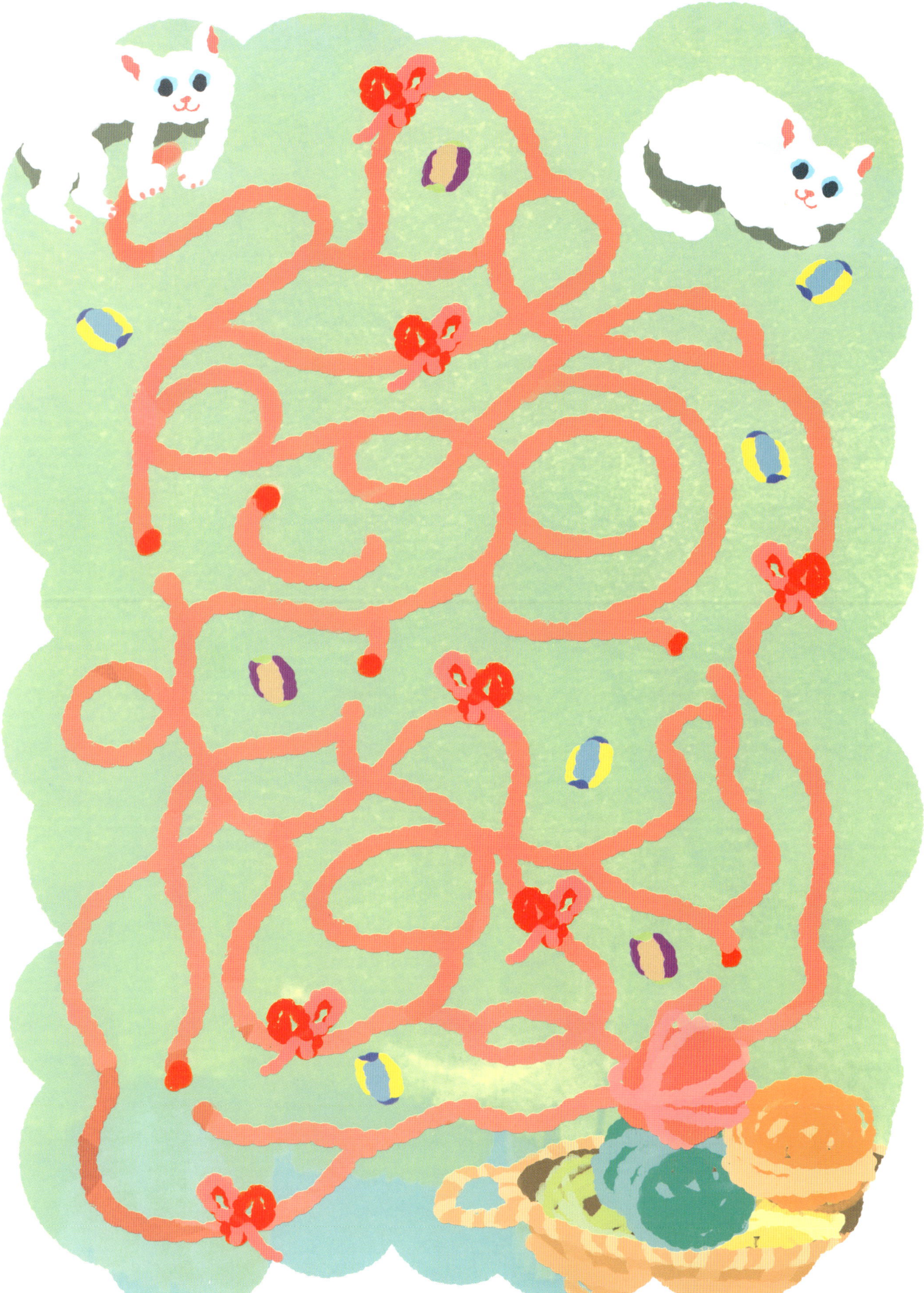

고양이와 털실놀이

동그란 공처럼 묶여 있는 털실을 고양이가 좋아하네요.
털실이 어지럽게 풀려 있습니다.

고양이가 털실을 따라 털실바구니로 가는 길을 찾아보세요.
중간에 매듭이 있는 곳은 피해 가야합니다.
매듭을 피해서 길을 찾아보세요.

기억회상 질문

고양이는 모두 몇 마리인가요?
털실을 묶은 매듭은 모두 몇 개인가요?

반려동물에 대한 간단한 질문을 해보세요.
고양이를 키워보셨나요?
고양이가 어떤 것을 좋아하나요?
어떤 반려동물을 키우셨나요?

3. 색칠하기와 꾸미기

프로그램 사용방법

색칠하기는 미술치료의 한부분입니다. 미술치료는 미술과 심리학의 결합이라고 할 수 있습니다. 즉, 언어로 자신의 감정을 이야기하는 것이 어려운 아동이나 어르신의 경우, 그리기나 만들기를 통해 정서를 표출할 수 있습니다. 특히, 심리적 충격을 받았거나 외상 후 스트레스를 겪은 사람들은 미술활동을 통해 감정의 정화를 경험하게 됩니다.

이 책에선 미술치료 중에서도 어르신들을 대상으로 하는 색칠하기와 꾸미기를 다루고 있습니다.

미로찾기에서 다뤘던 그림의 일부분을 색을 칠할 수 있게 하였고, 그 다음 장엔 미로찾기에서 다룬 그림의 세부적인 것이 그려져 있습니다.

색을 칠하면 손동작과 뇌 활동으로 치매를 예방하고 정서적인 안정을 가져옵니다. 혼자서도 시간을 보내며 재밌게 색을 칠할 수가 있습니다. 본인이 칠하고 싶은 색을 선정하고, 꾸준하게 색을 칠해보십시오.

색칠하는 방법은 앞에 다뤘던 미로찾기를 참조하시거나 본인이 생각하는 대로 밑그림에 색을 칠하시면 됩니다. 통일성 있는 정해진 규칙은 따로 없습니다.

꾸미기는 앞에서 다뤘던 미로찾기의 그림을 회상하며 색종이를 손으로 직접 찢어 붙이는 모자이크 꾸미기입니다. 색종이를 찢어 하나하나 붙여가면서 정교함과 성취감을 느낄 수 있습니다.

색종이를 잘게 찢으면서 손가락의 소근육을 향상시키고, 정교하게 붙여나가면서 집중력을 키울 수 있습니다.

빈 여백에는 그림을 그리셔도 됩니다.

다음 그림을 색칠해보세요.

1. 미로찾기 이름이 무엇인가요?
2. 앞쪽 미로찾기의 어느 부분에 해당하는 것입니까?
3. 페이지는 몇 쪽인가요?

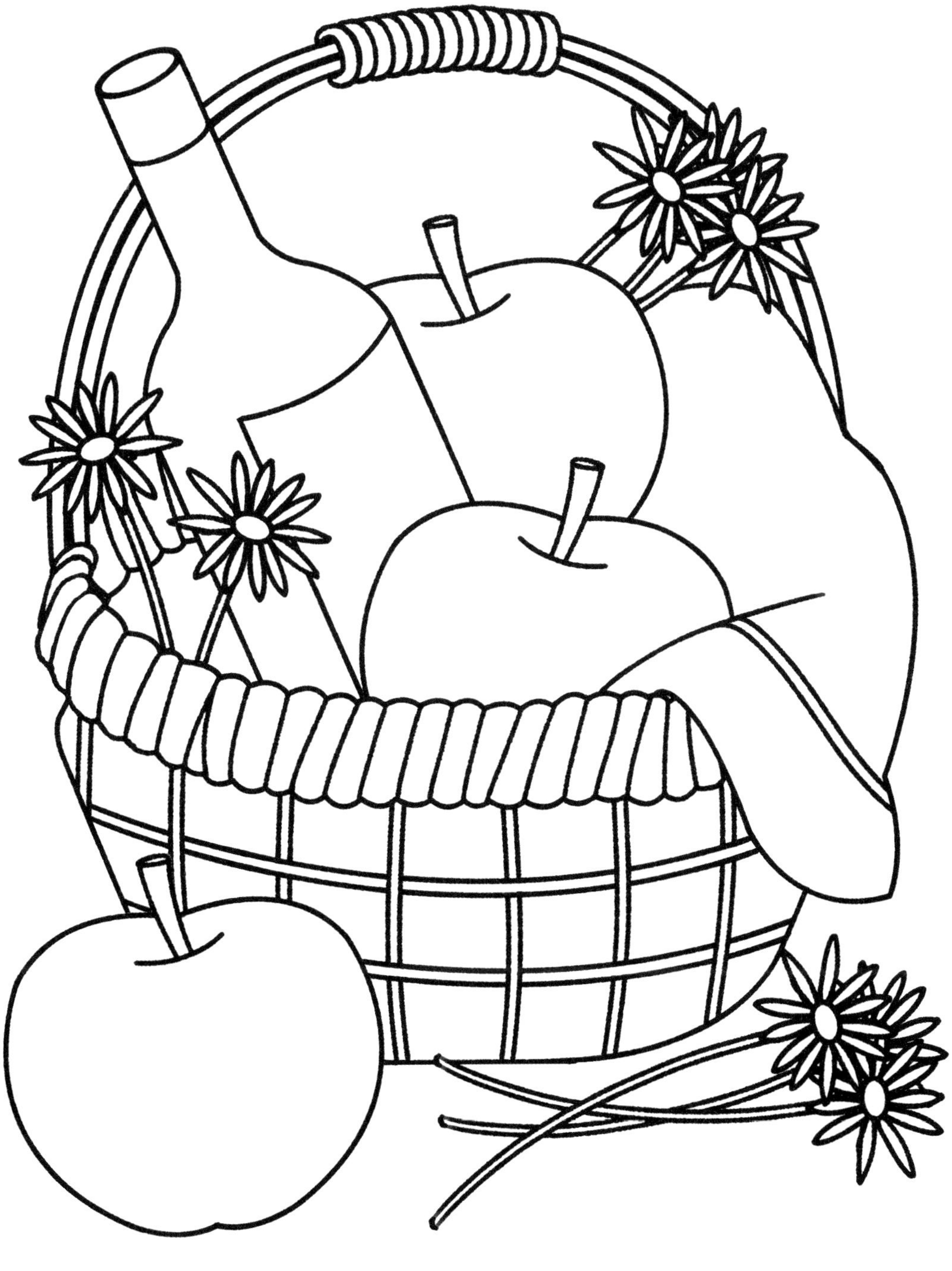

모자이크 꾸미기를 해보세요.

그림에 색종이를 잘게 찢어 붙여 모자이크를 해보세요.

빈공간에 그림을 추가로 그리셔도 됩니다.

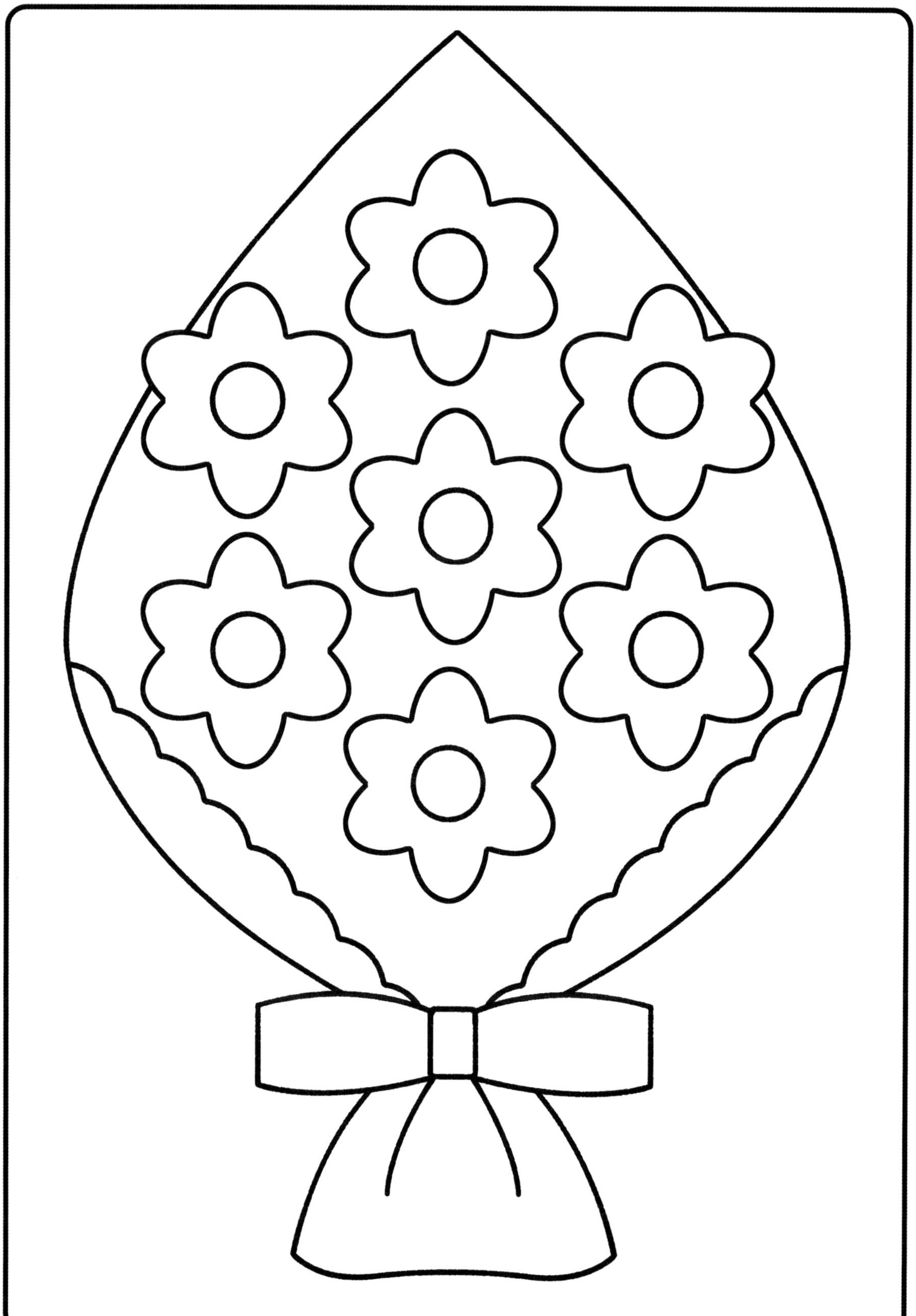

다음 그림을 색칠해보세요.

1. 미로찾기 이름이 무엇인가요?
2. 앞쪽 미로찾기의 어느 부분에 해당하는 것입니까?
3. 페이지는 몇 쪽인가요?

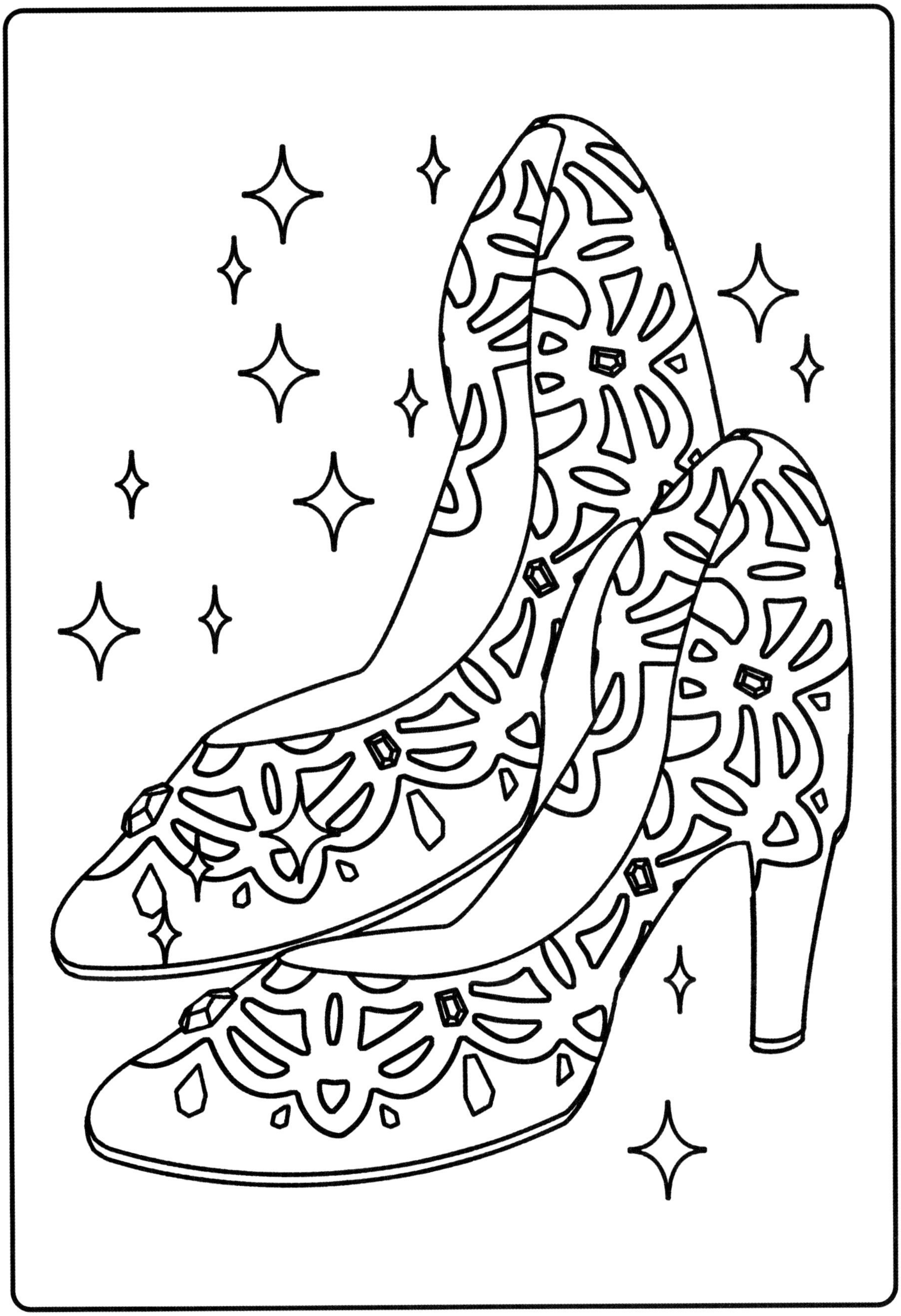

모자이크 꾸미기를 해보세요.

그림에 색종이를 잘게 찢어 붙여 모자이크를 해보세요.

빈공간에 그림을 추가로 그리셔도 됩니다.

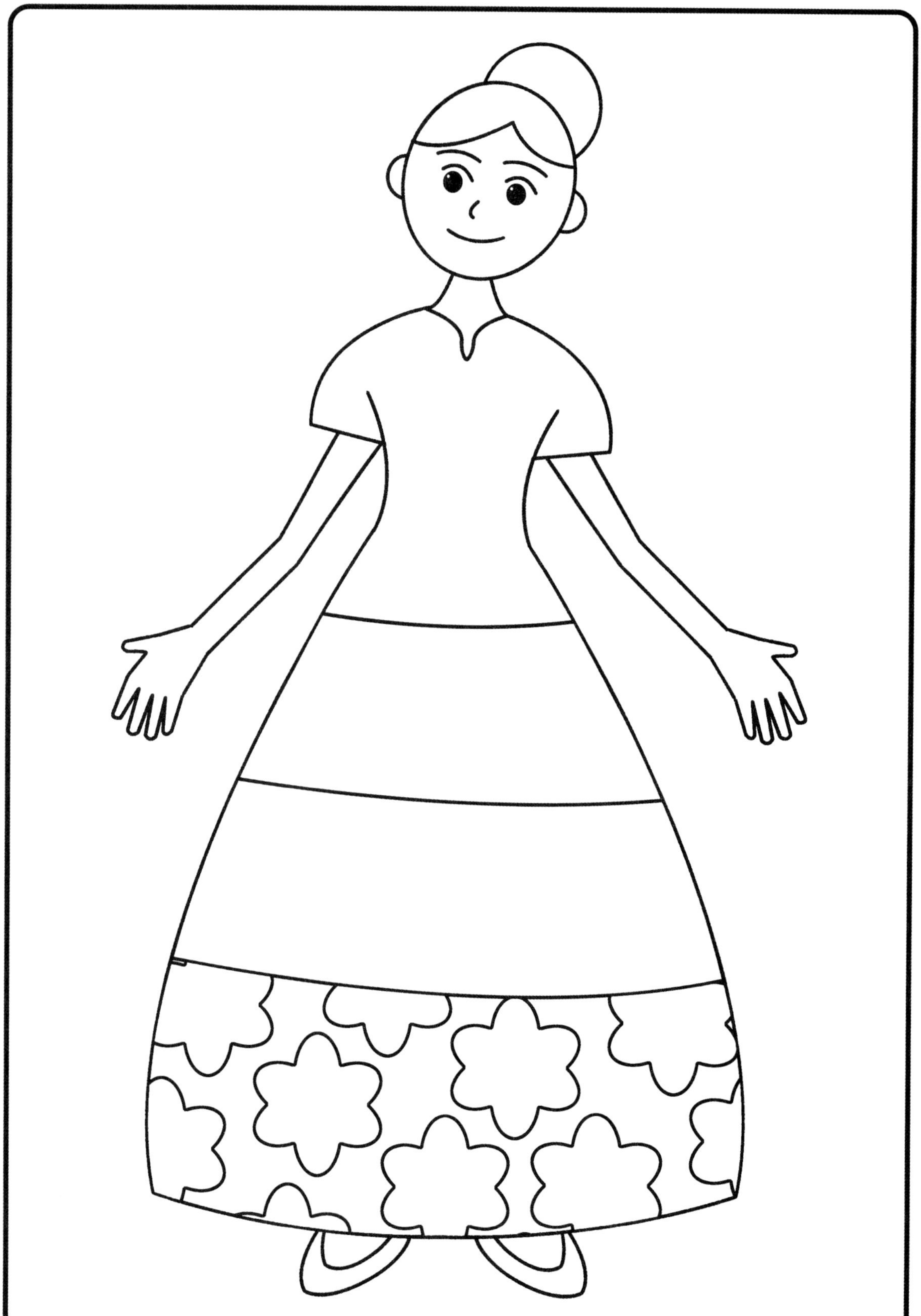

다음 그림을 색칠해보세요.

1. 미로찾기 이름이 무엇인가요?
2. 앞쪽 미로찾기의 어느 부분에 해당하는 것입니까?
3. 페이지는 몇 쪽인가요?

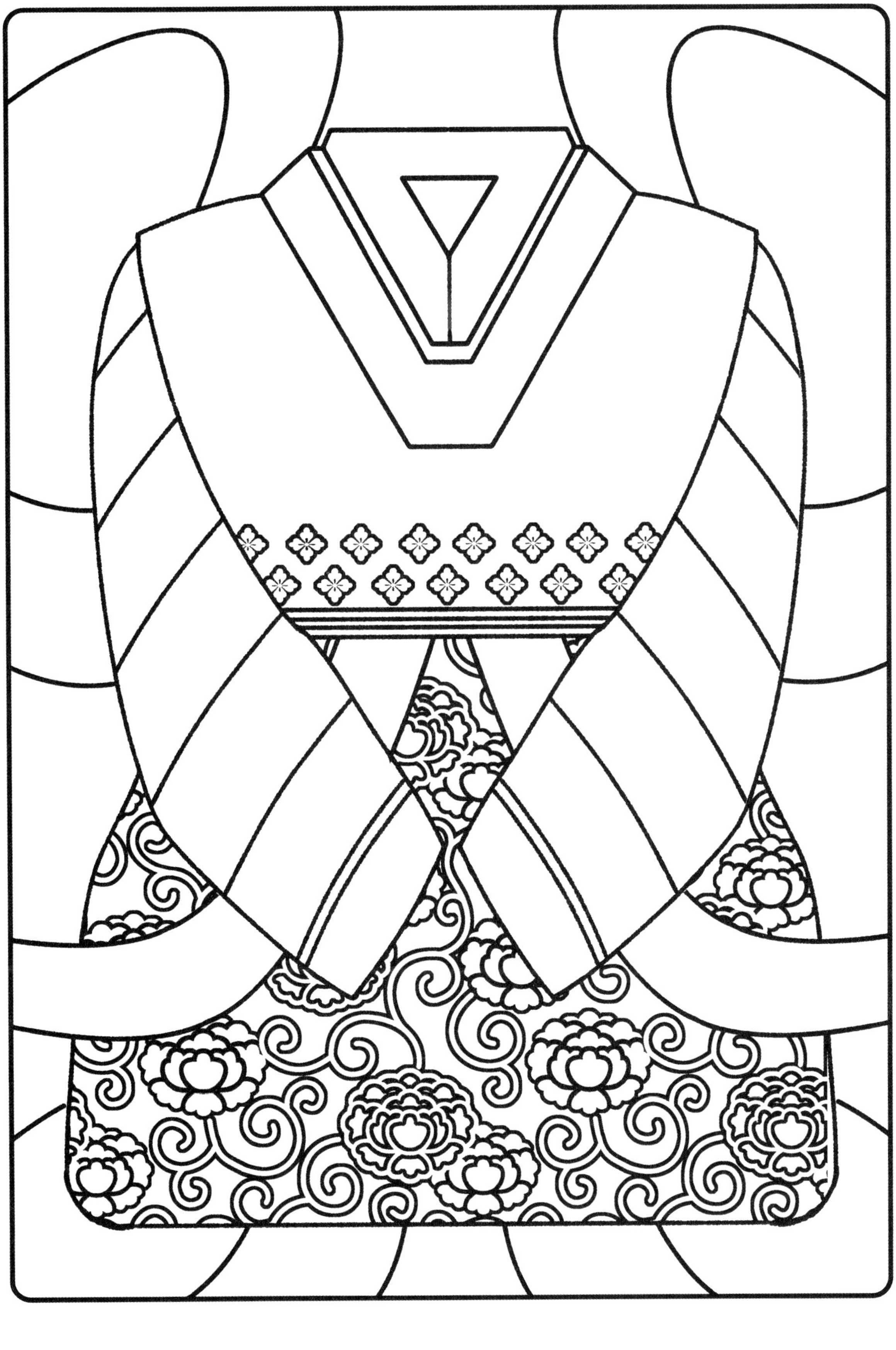

모자이크 꾸미기를 해보세요.

그림에 색종이를 잘게 찢어 붙여 모자이크를 해보세요.

빈공간에 그림을 추가로 그리셔도 됩니다.

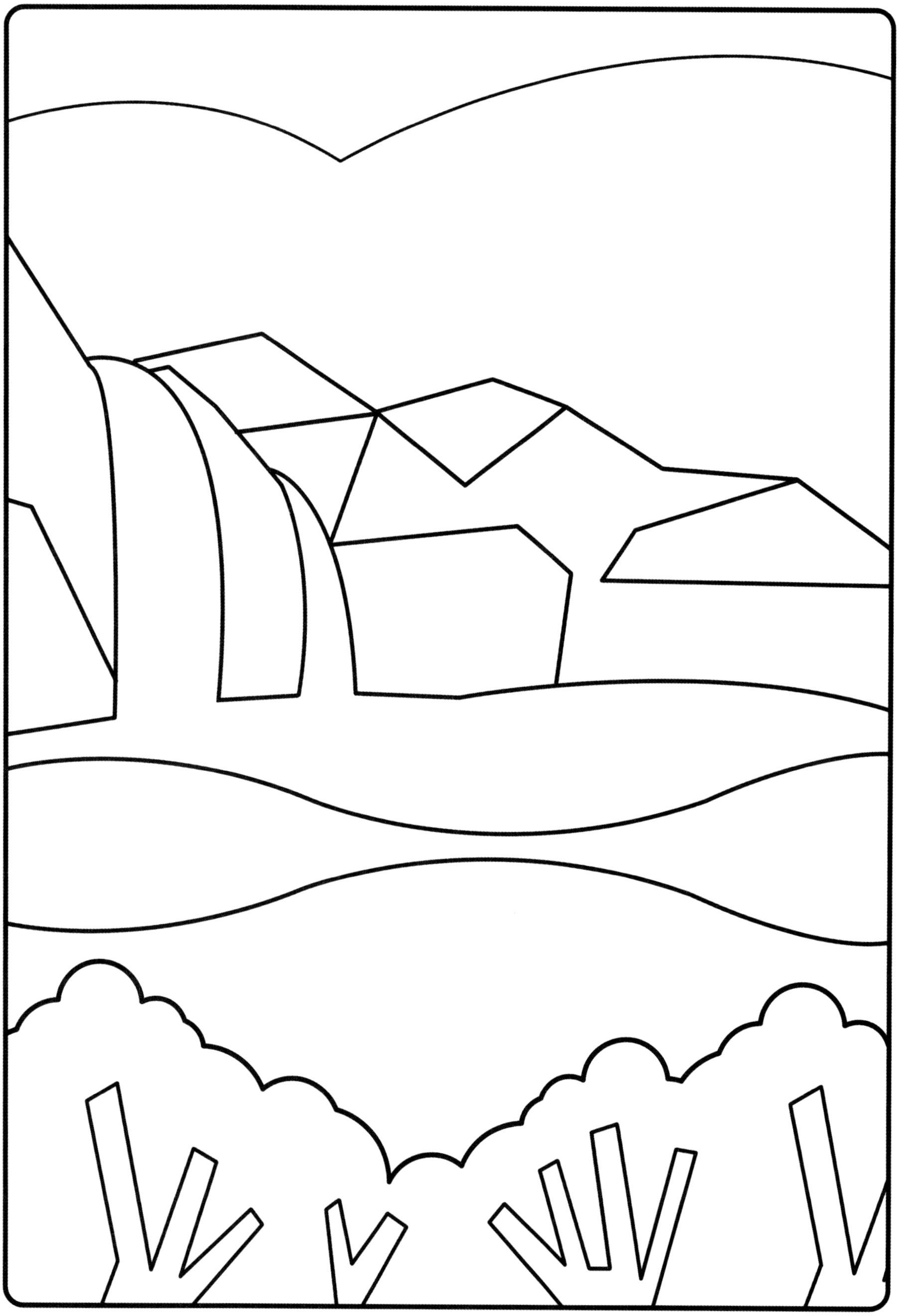

다음 그림을 색칠해보세요.

1. 미로찾기 이름이 무엇인가요?
2. 앞쪽 미로찾기의 어느 부분에 해당하는 것입니까?
3. 페이지는 몇 쪽인가요?

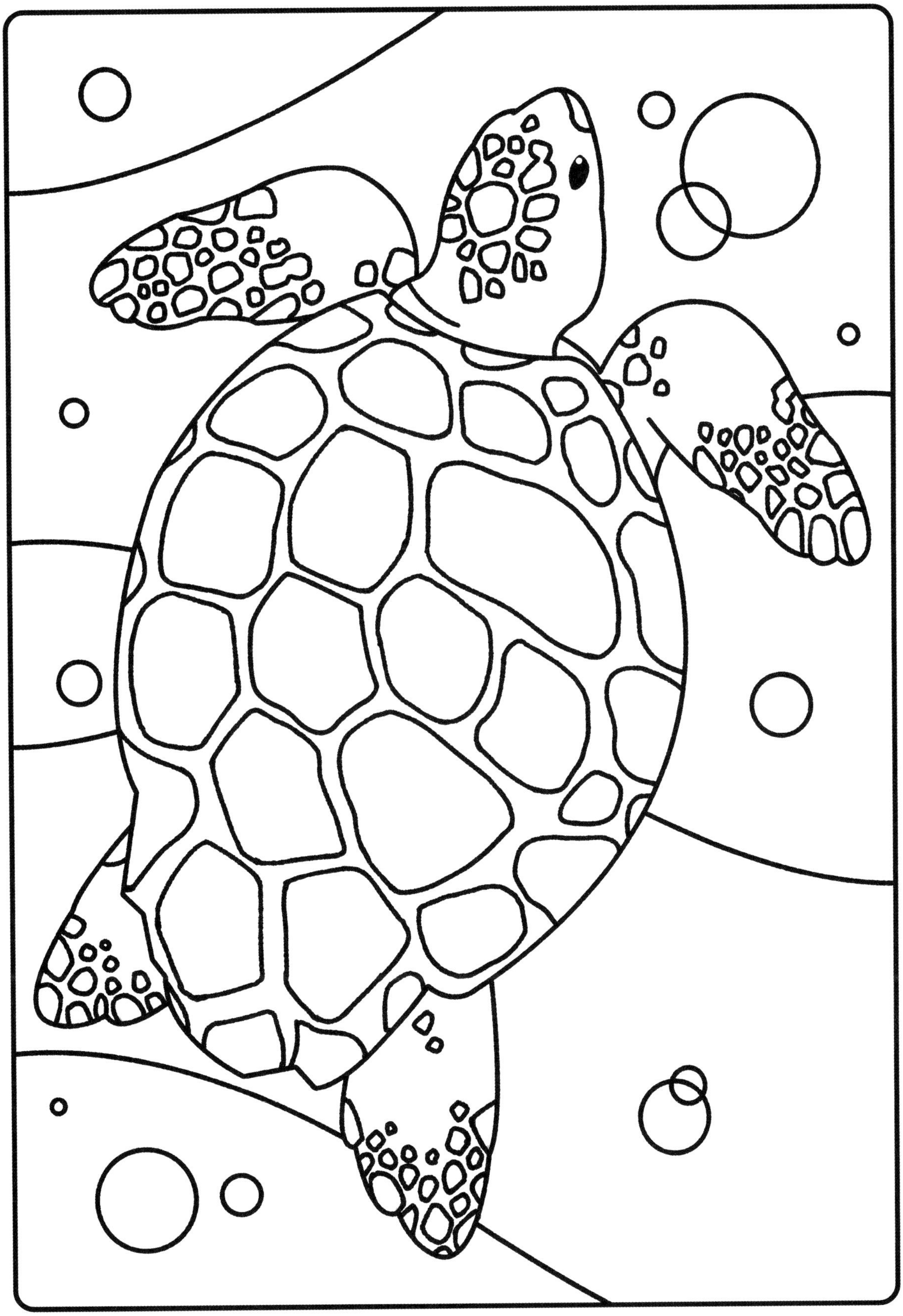

모자이크 꾸미기를 해보세요.

그림에 색종이를 잘게 찢어 붙여 모자이크를 해보세요.

빈공간에 그림을 추가로 그리셔도 됩니다.

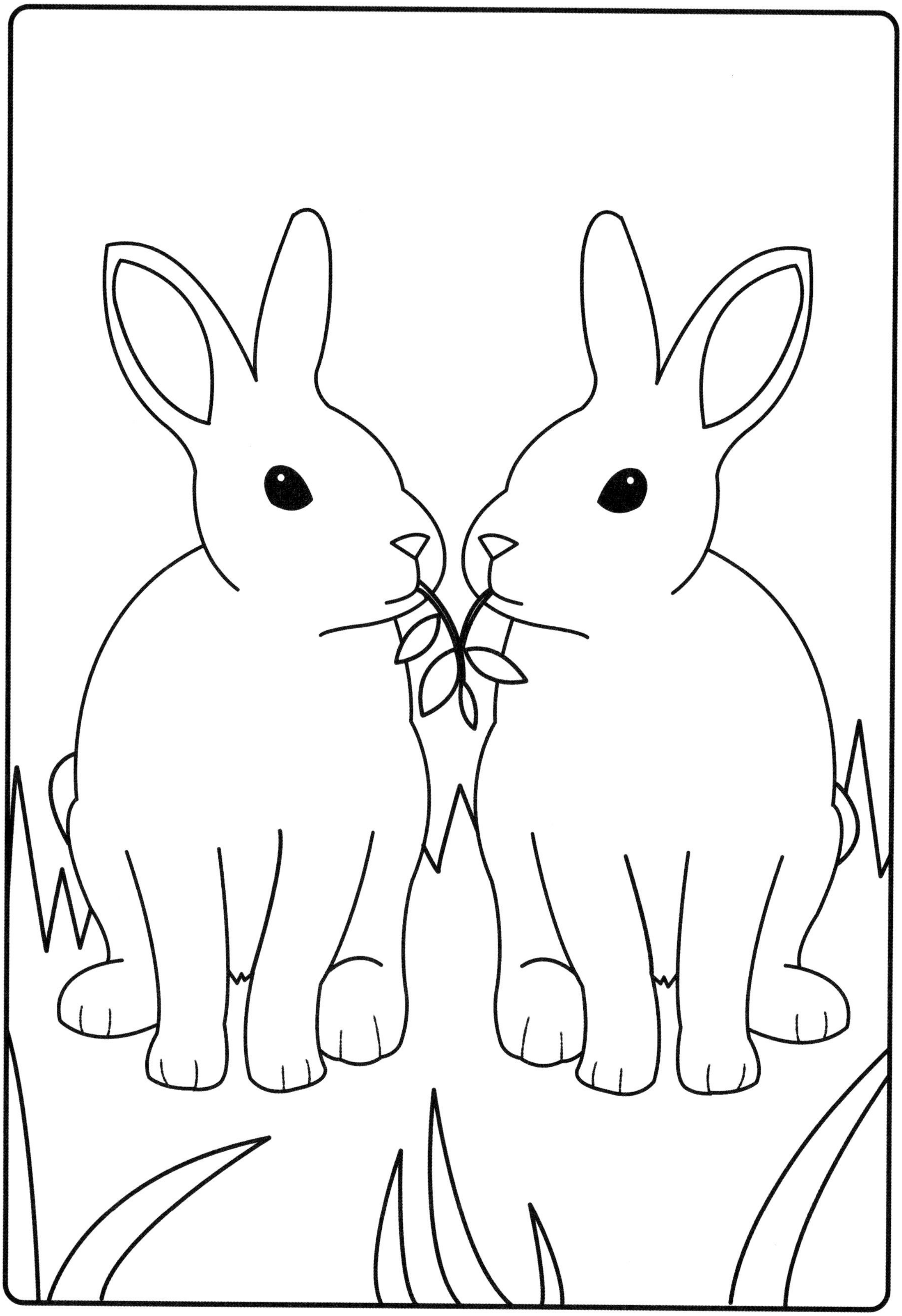

다음 그림을 색칠해보세요.

1. 미로찾기 이름이 무엇인가요?
2. 앞쪽 미로찾기의 어느 부분에 해당하는 것입니까?
3. 페이지는 몇 쪽인가요?

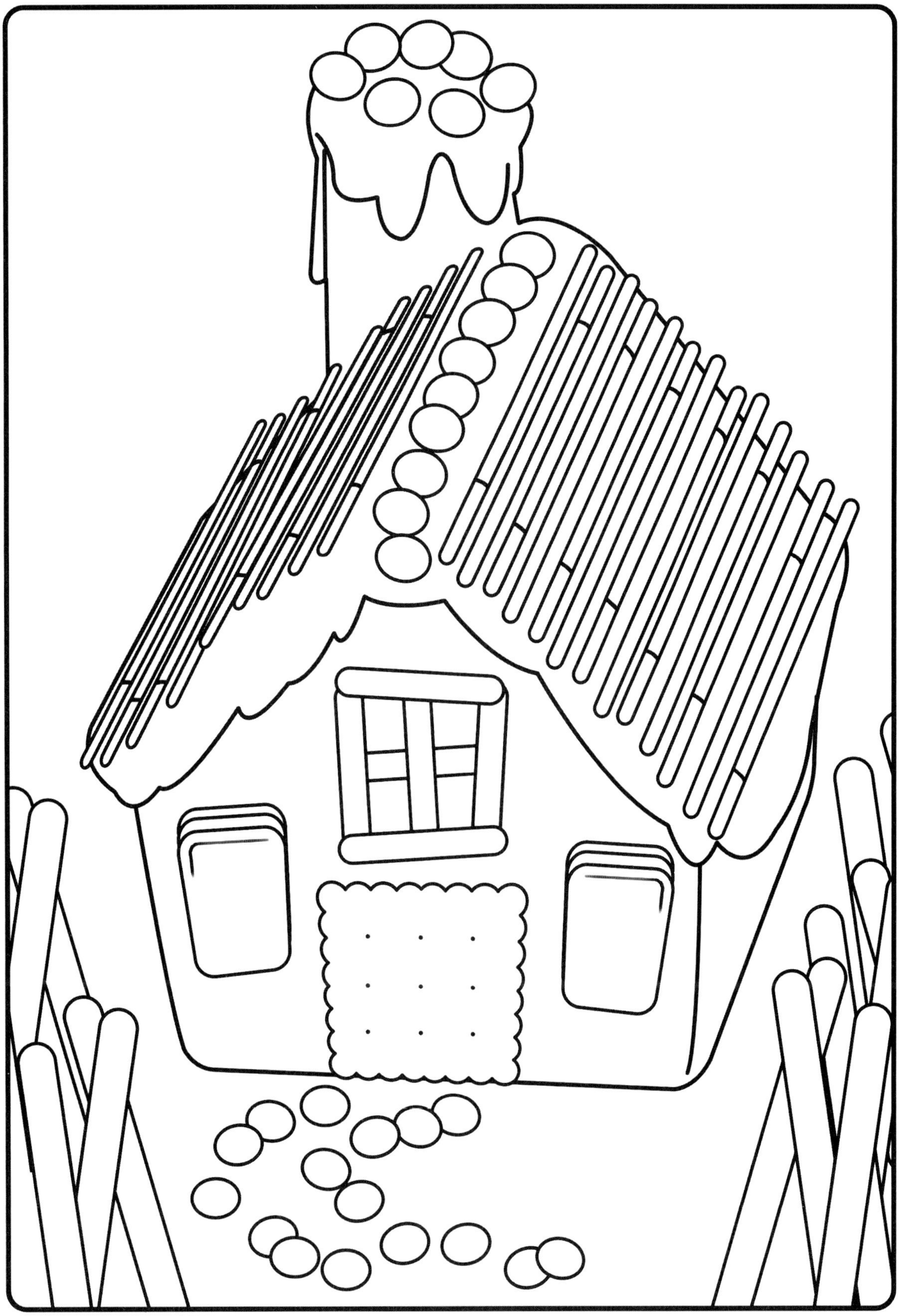

모자이크 꾸미기를 해보세요.

그림에 색종이를 잘게 찢어 붙여 모자이크를 해보세요.

빈공간에 그림을 추가로 그리셔도 됩니다.

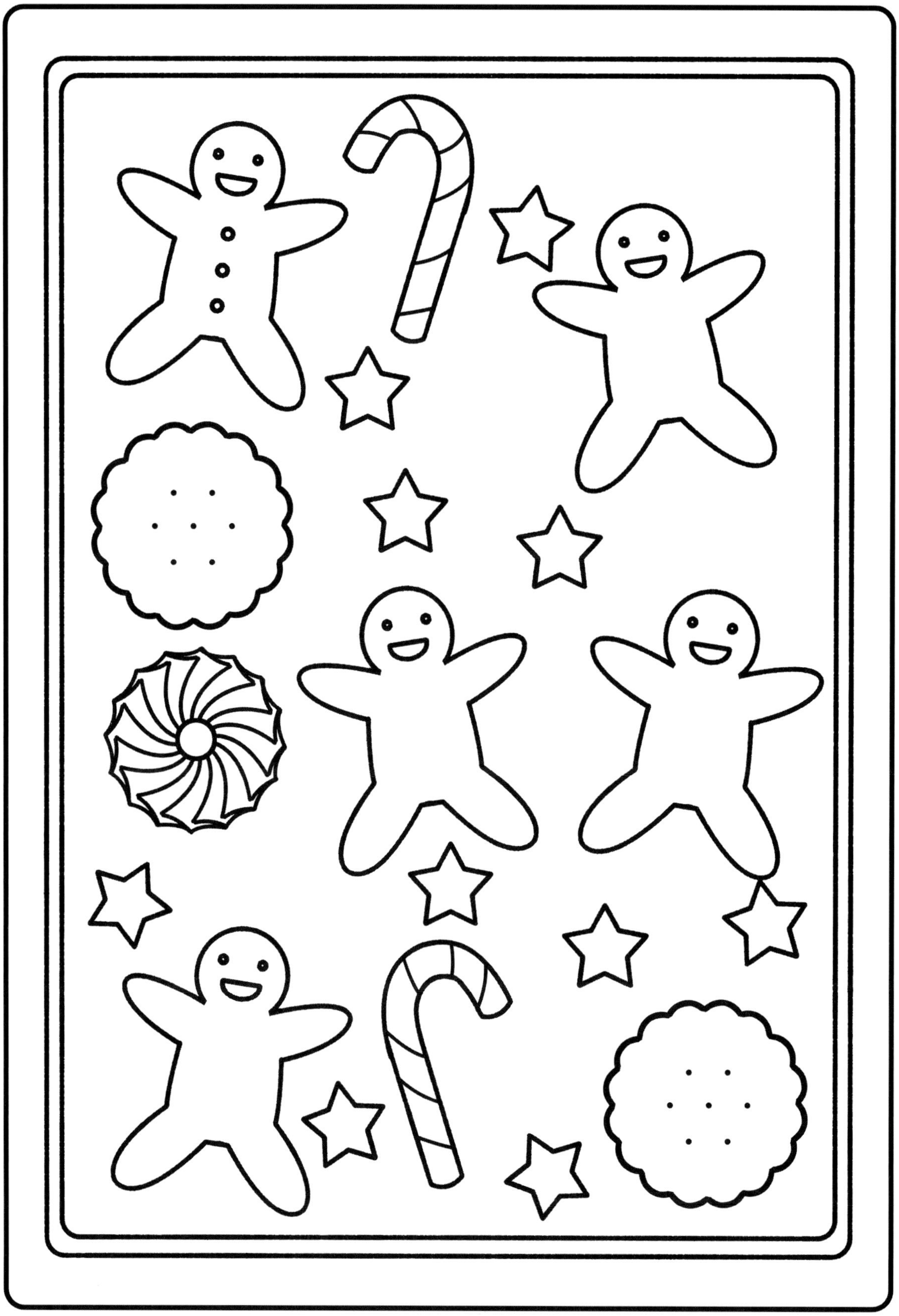

다음 그림을 색칠해보세요.

1. 미로찾기 이름이 무엇인가요?
2. 앞쪽 미로찾기의 어느 부분에 해당하는 것입니까?
3. 페이지는 몇 쪽인가요?

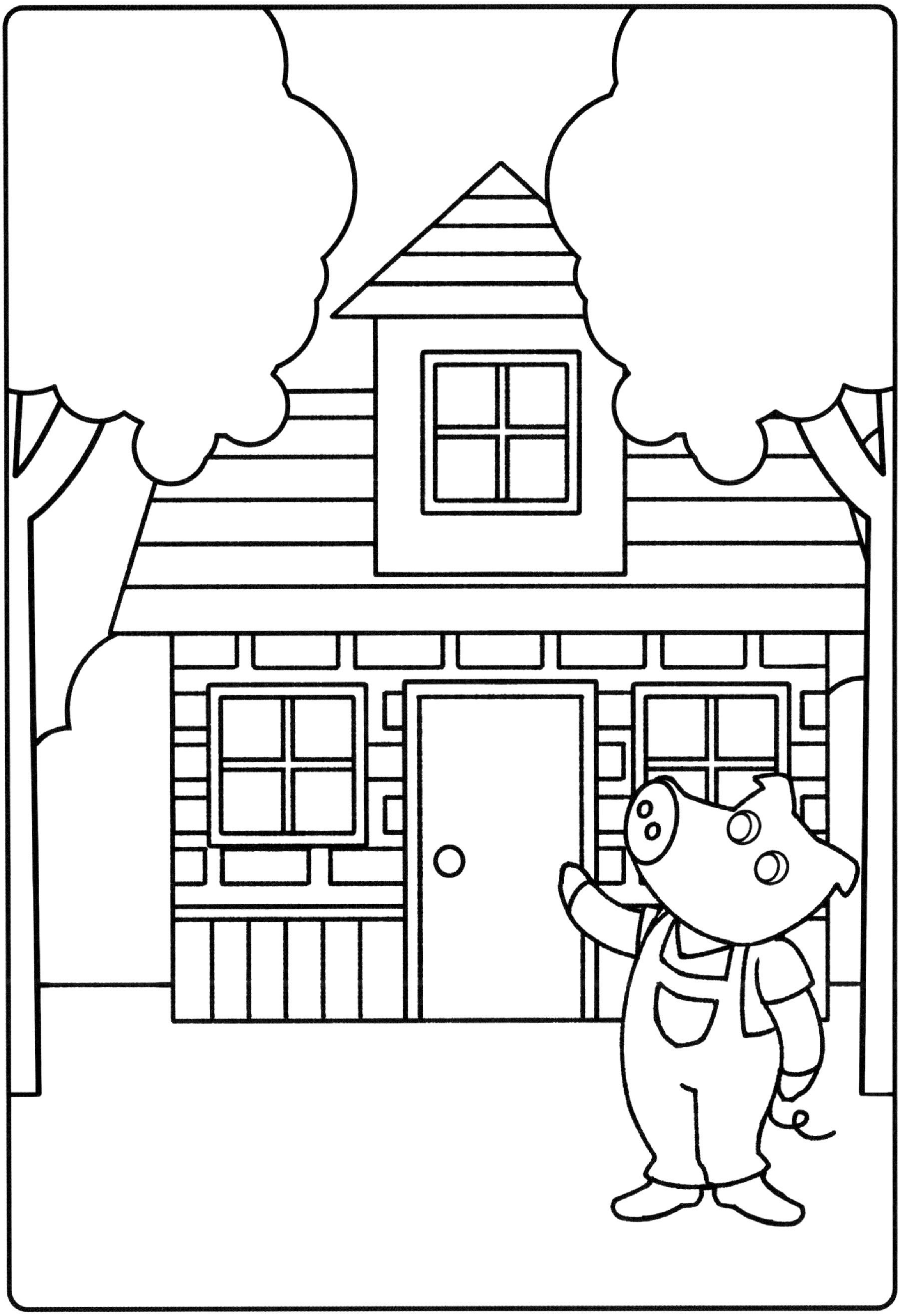

모자이크 꾸미기를 해보세요.

그림에 색종이를 잘게 찢어 붙여 모자이크를 해보세요.

빈공간에 그림을 추가로 그리셔도 됩니다.

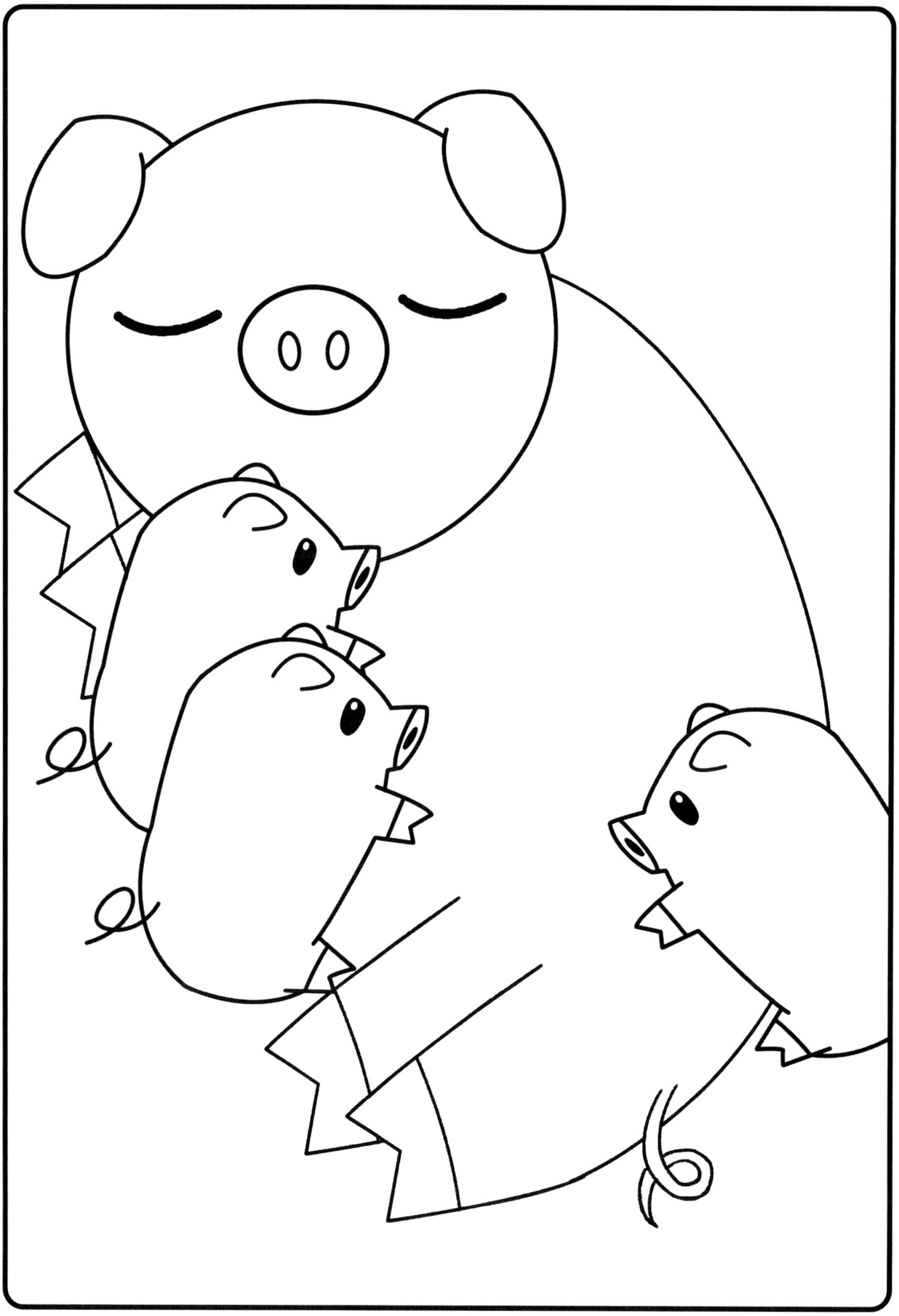

다음 그림을 색칠해보세요.

1. 미로찾기 이름이 무엇인가요?
2. 앞쪽 미로찾기의 어느 부분에 해당하는 것입니까?
3. 페이지는 몇 쪽인가요?

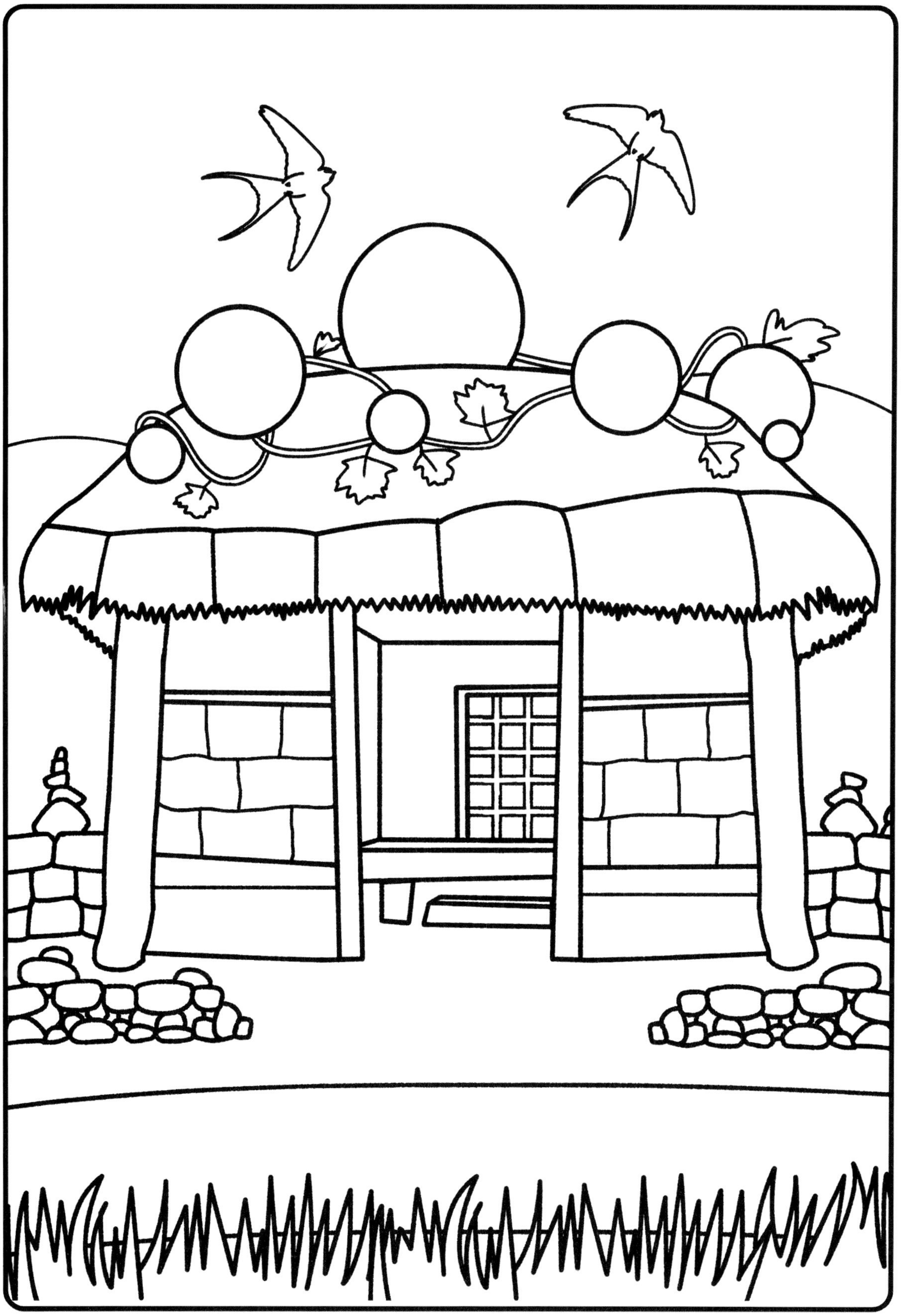

모자이크 꾸미기를 해보세요.

그림에 색종이를 잘게 찢어 붙여 모자이크를 해보세요.

빈공간에 그림을 추가로 그리셔도 됩니다.

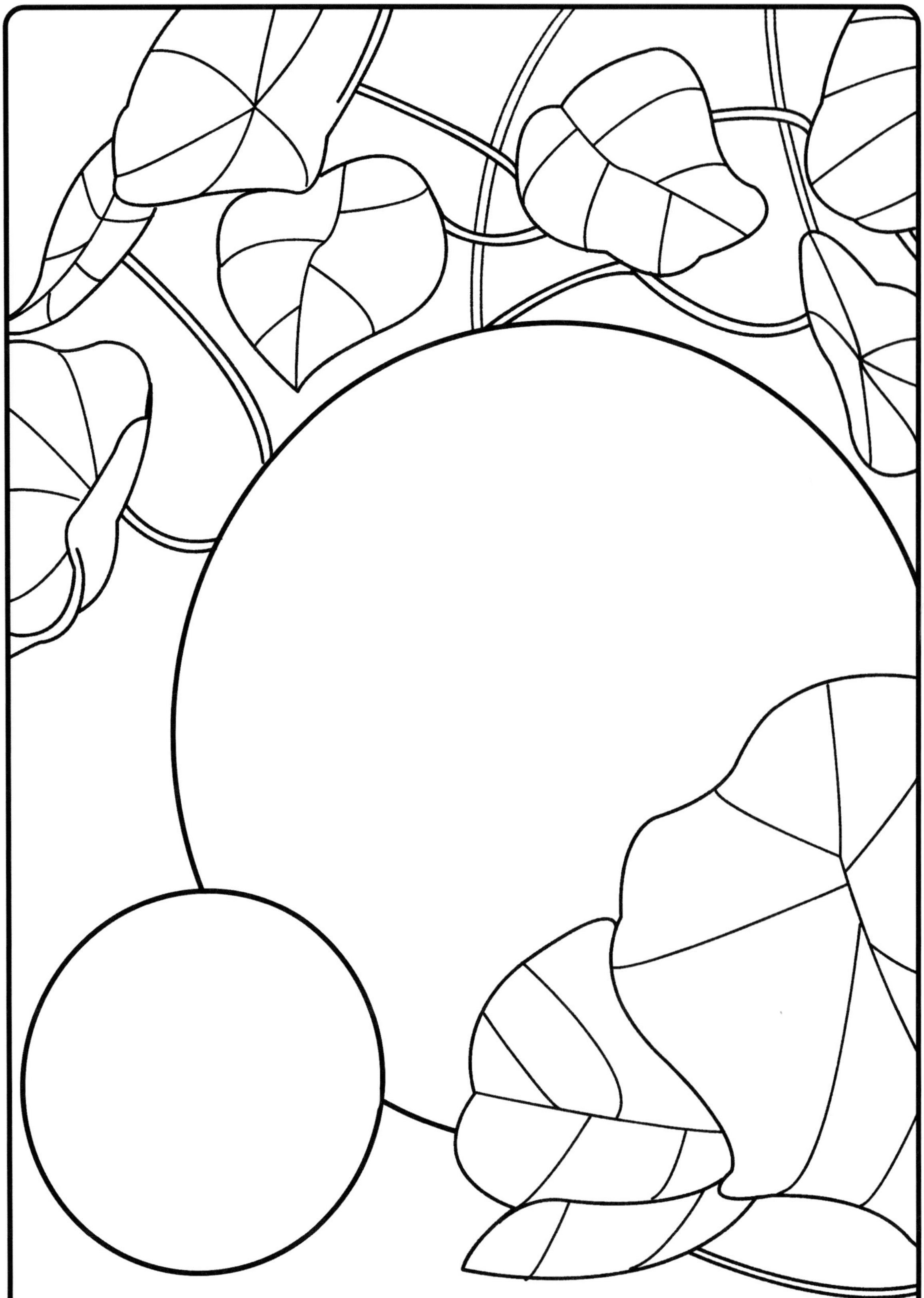

다음 그림을 색칠해보세요.

1. 미로찾기 이름이 무엇인가요?
2. 앞쪽 미로찾기의 어느 부분에 해당하는 것입니까?
3. 페이지는 몇 쪽인가요?

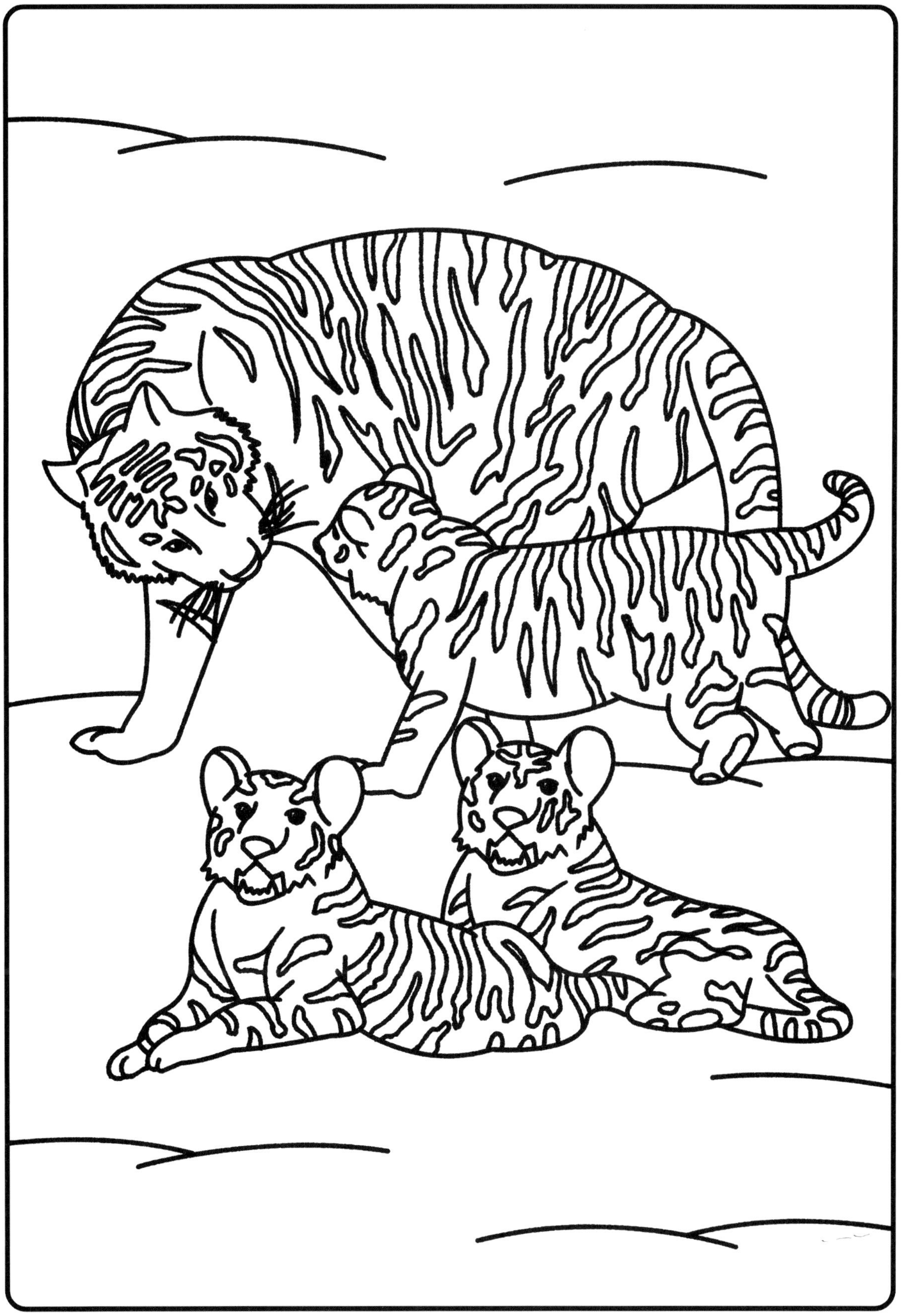

모자이크 꾸미기를 해보세요.

그림에 색종이를 잘게 찢어 붙여 모자이크를 해보세요.

빈공간에 그림을 추가로 그리셔도 됩니다.

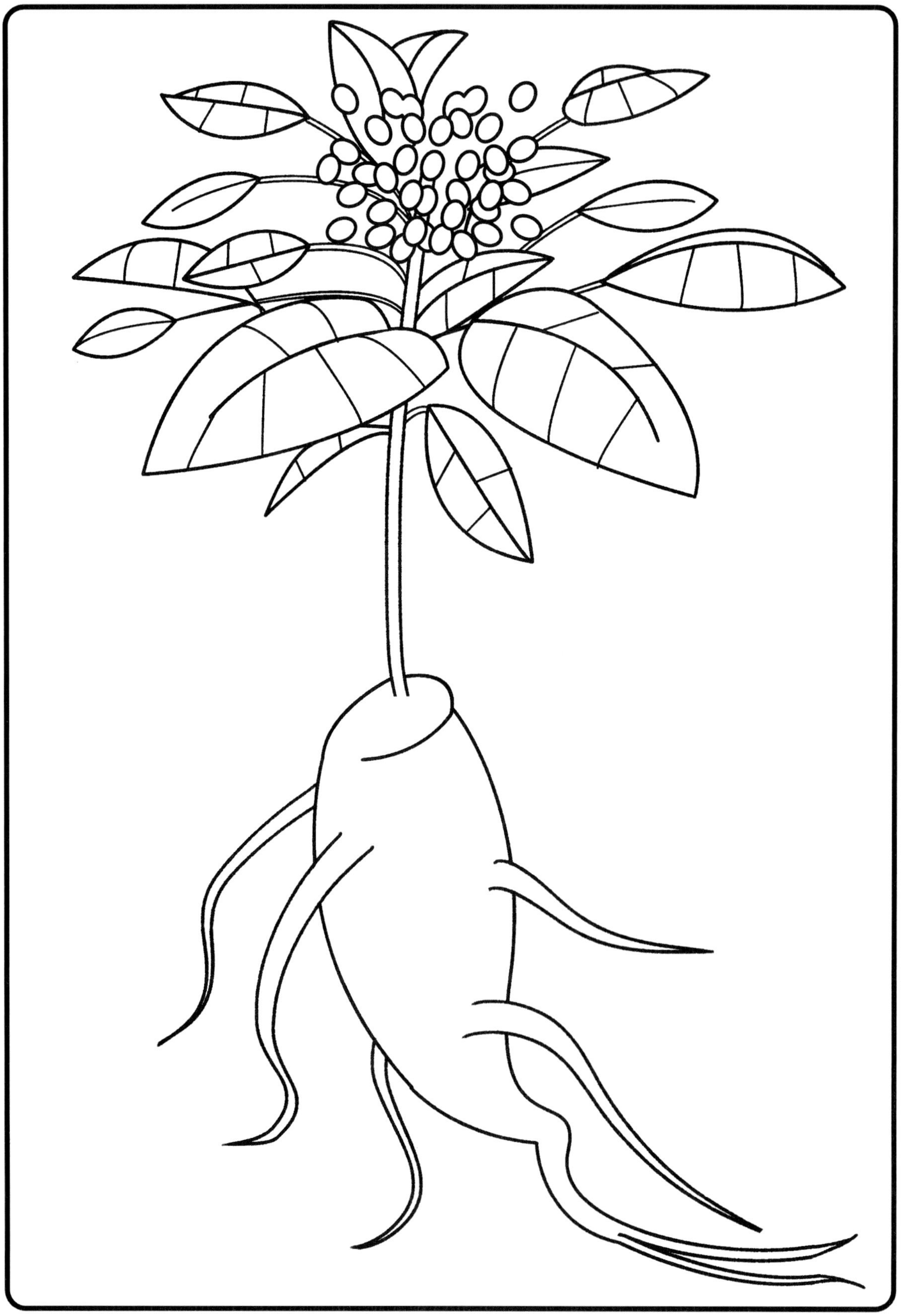

다음 그림을 색칠해보세요.

1. 미로찾기 이름이 무엇인가요?
2. 앞쪽 미로찾기의 어느 부분에 해당하는 것입니까?
3. 페이지는 몇 쪽인가요?

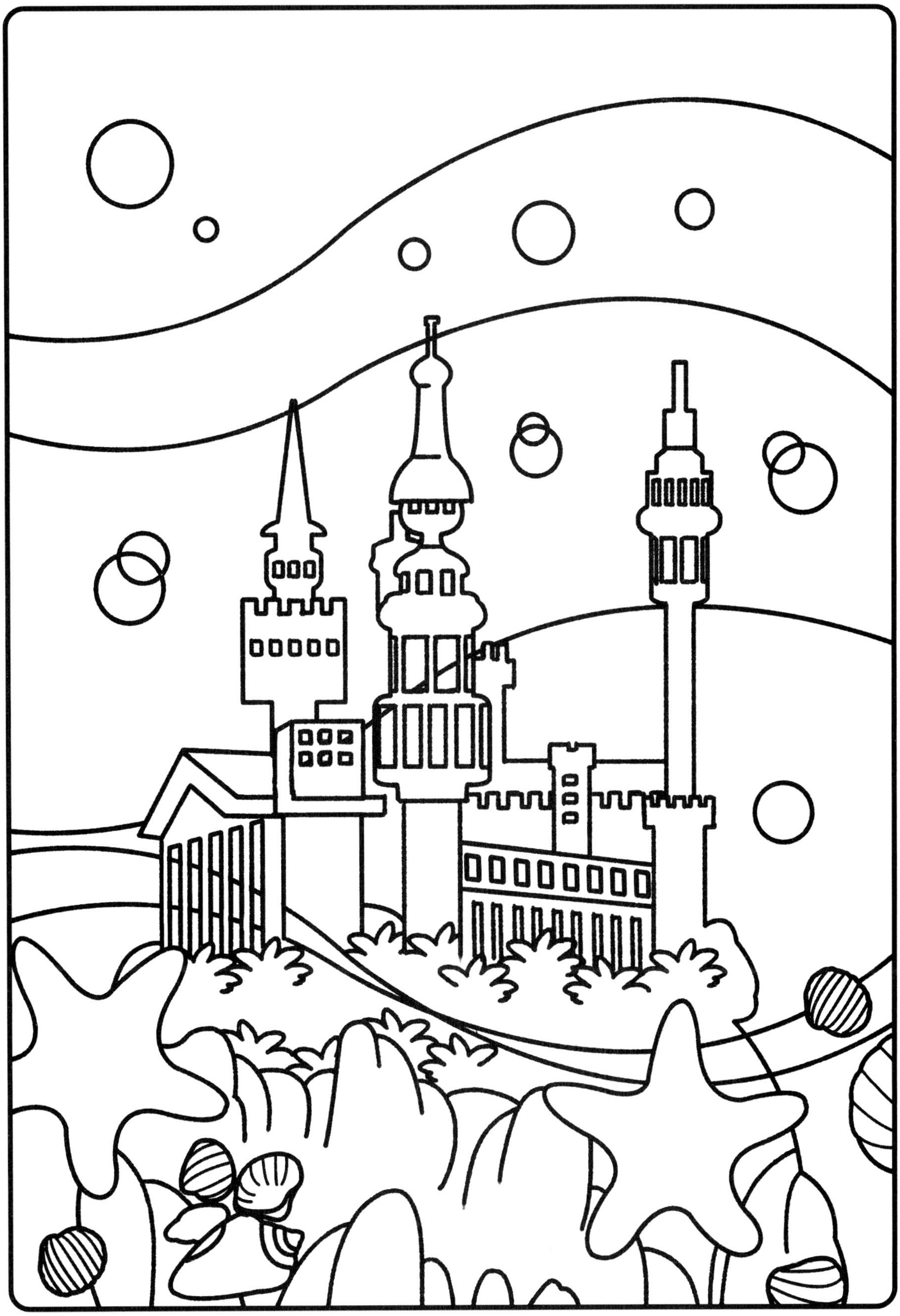

모자이크 꾸미기를 해보세요.

그림에 색종이를 잘게 찢어 붙여 모자이크를 해보세요.

빈공간에 그림을 추가로 그리셔도 됩니다.

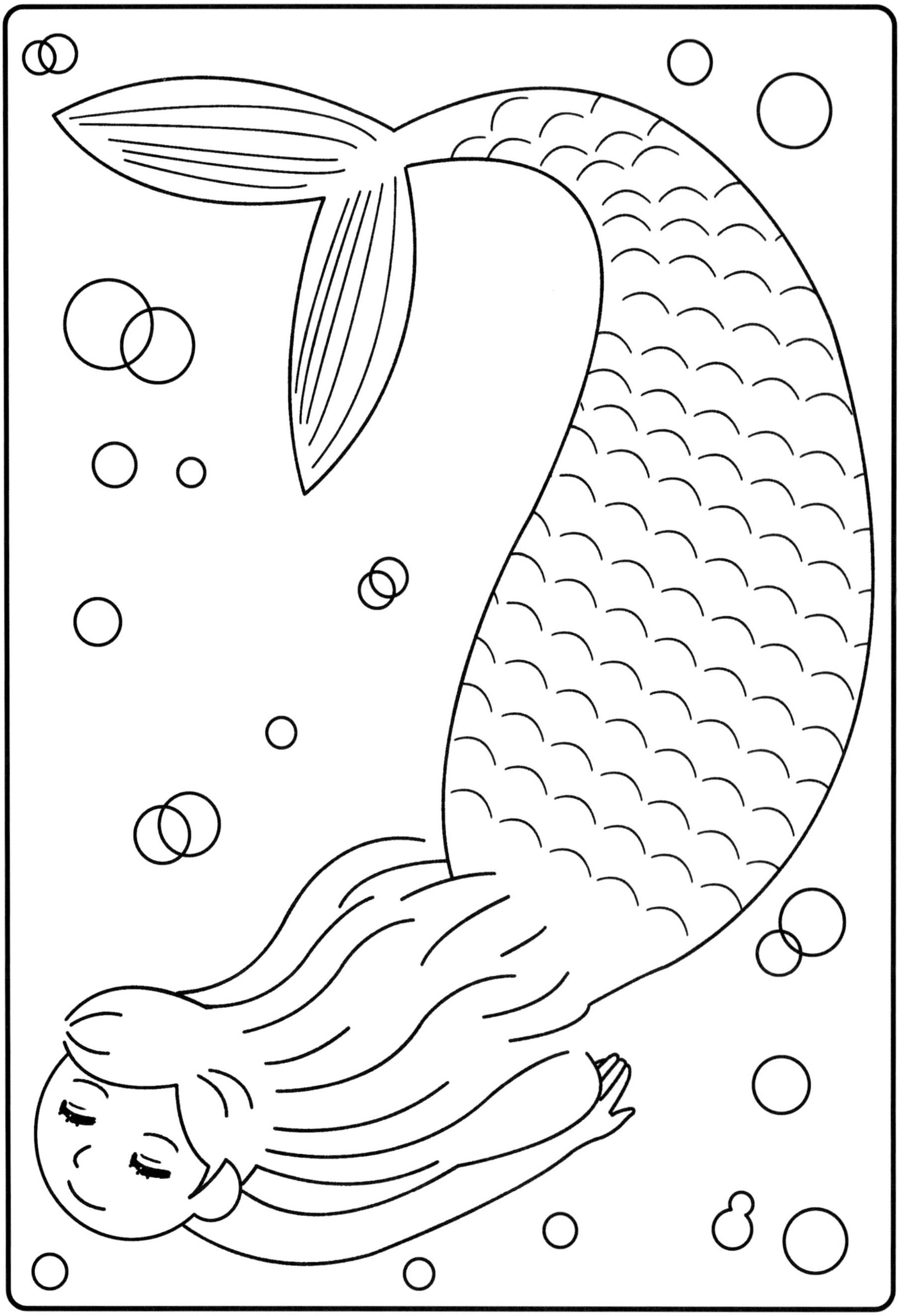

다음 그림을 색칠해보세요.

1. 미로찾기 이름이 무엇인가요?
2. 앞쪽 미로찾기의 어느 부분에 해당하는 것입니까?
3. 페이지는 몇 쪽인가요?

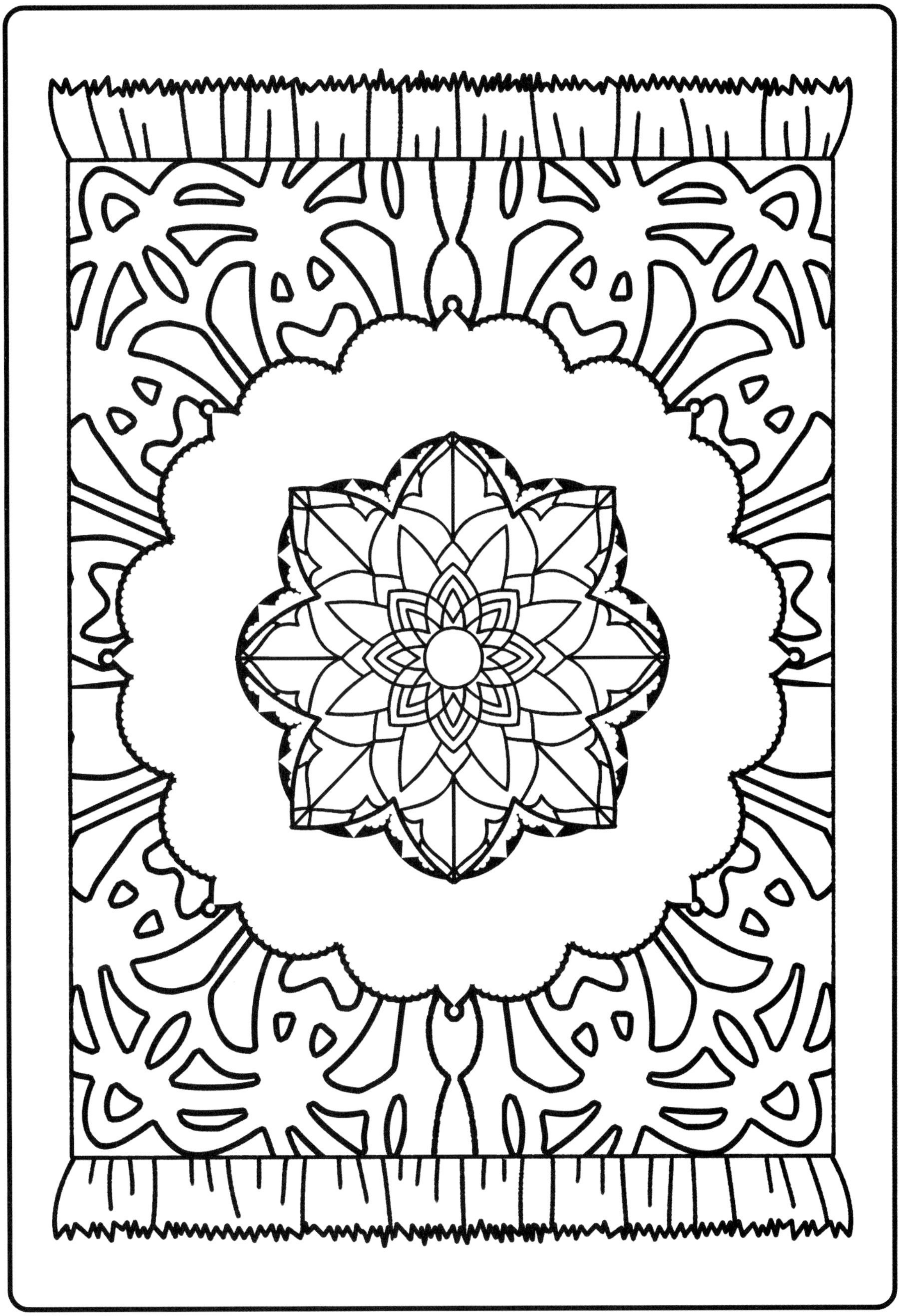

모자이크 꾸미기를 해보세요.

그림에 색종이를 잘게 찢어 붙여 모자이크를 해보세요.

빈공간에 그림을 추가로 그리셔도 됩니다.

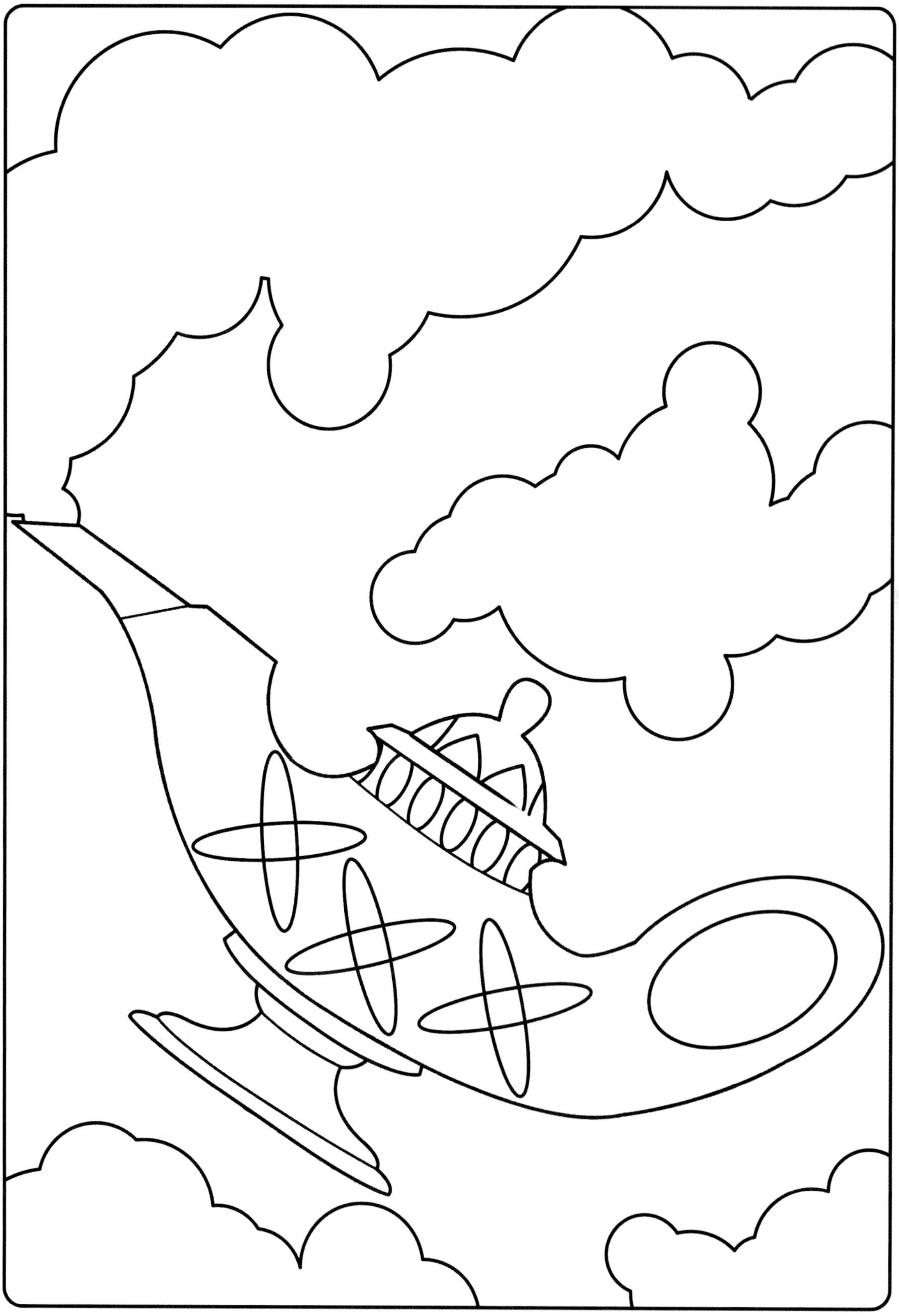

다음 그림을 색칠해보세요.

1. 미로찾기 이름이 무엇인가요?
2. 앞쪽 미로찾기의 어느 부분에 해당하는 것입니까?
3. 페이지는 몇 쪽인가요?

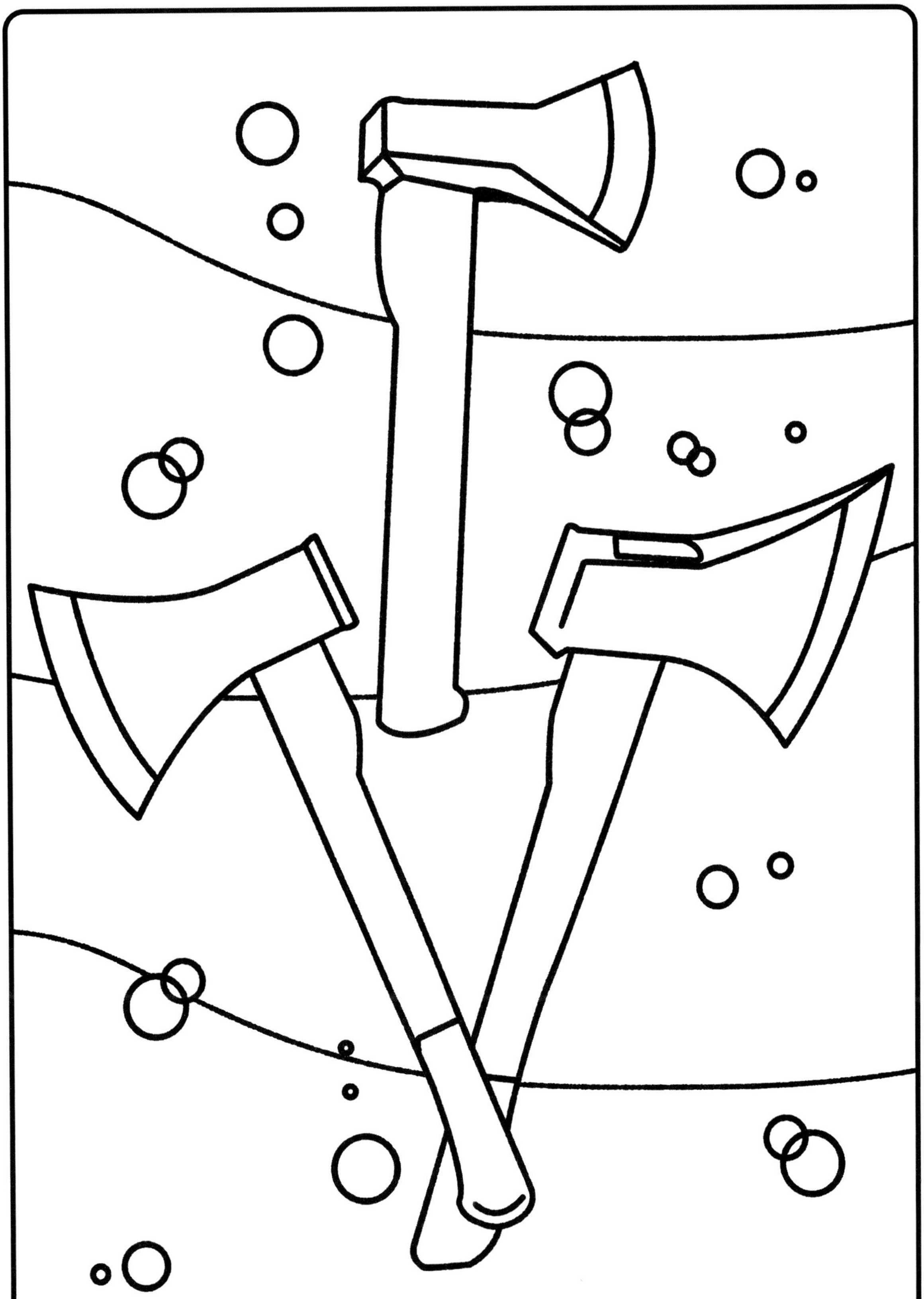

모자이크 꾸미기를 해보세요.

그림에 색종이를 잘게 찢어 붙여 모자이크를 해보세요.

빈공간에 그림을 추가로 그리셔도 됩니다.

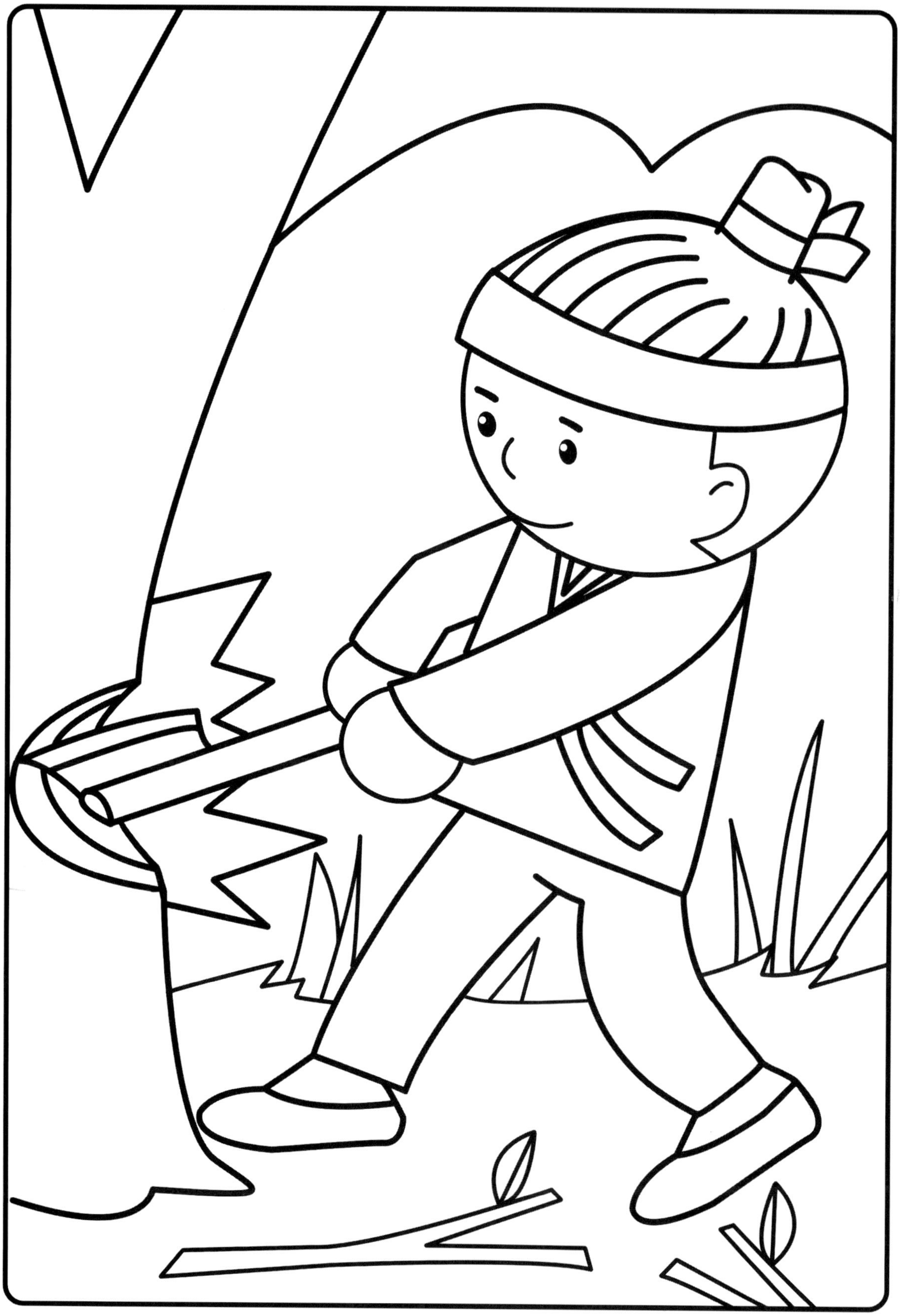

다음 그림을 색칠해보세요.

1. 미로찾기 이름이 무엇인가요?
2. 앞쪽 미로찾기의 어느 부분에 해당하는 것입니까?
3. 페이지는 몇 쪽인가요?

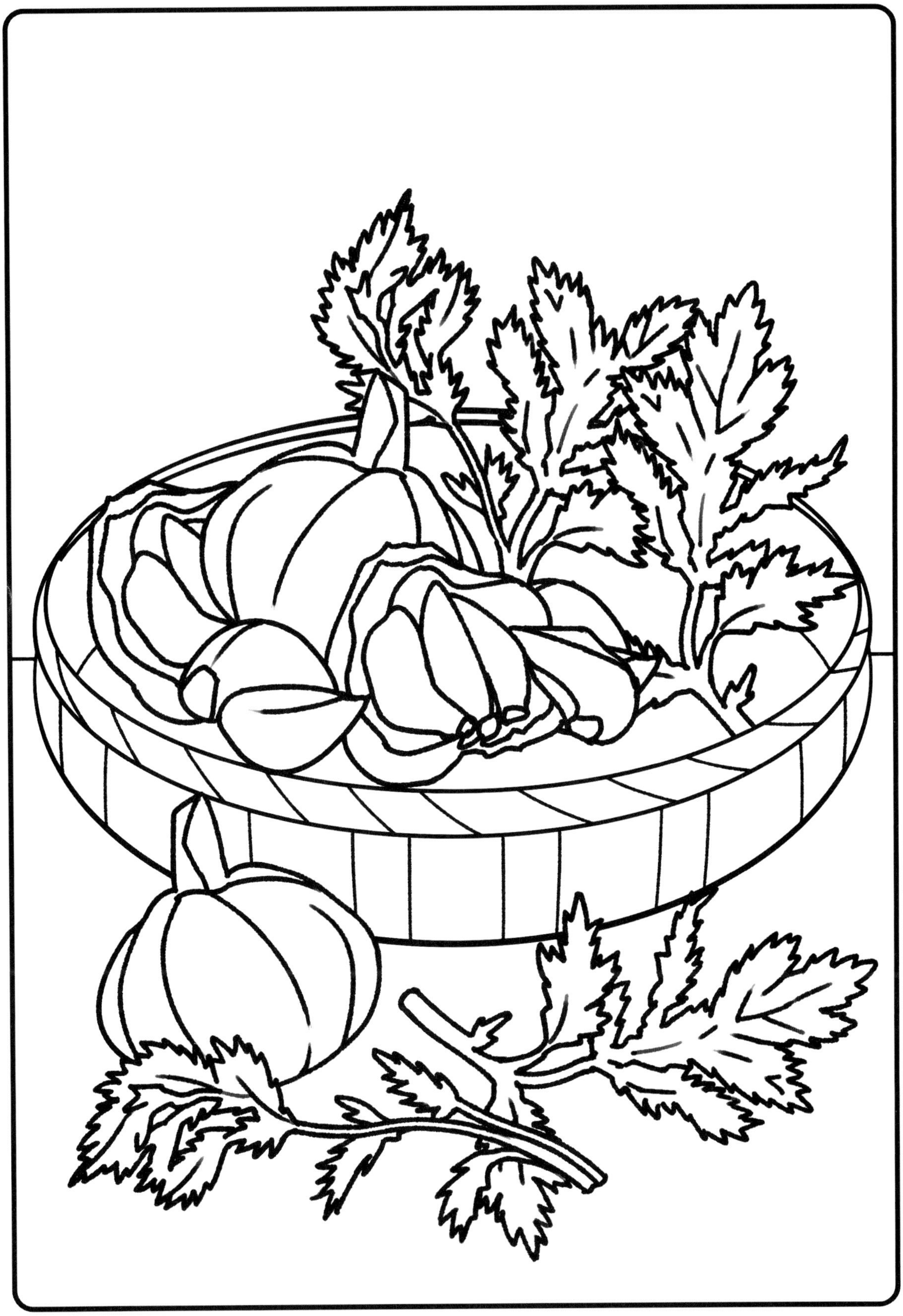

모자이크 꾸미기를 해보세요.

그림에 색종이를 잘게 찢어 붙여 모자이크를 해보세요.

빈공간에 그림을 추가로 그리셔도 됩니다.

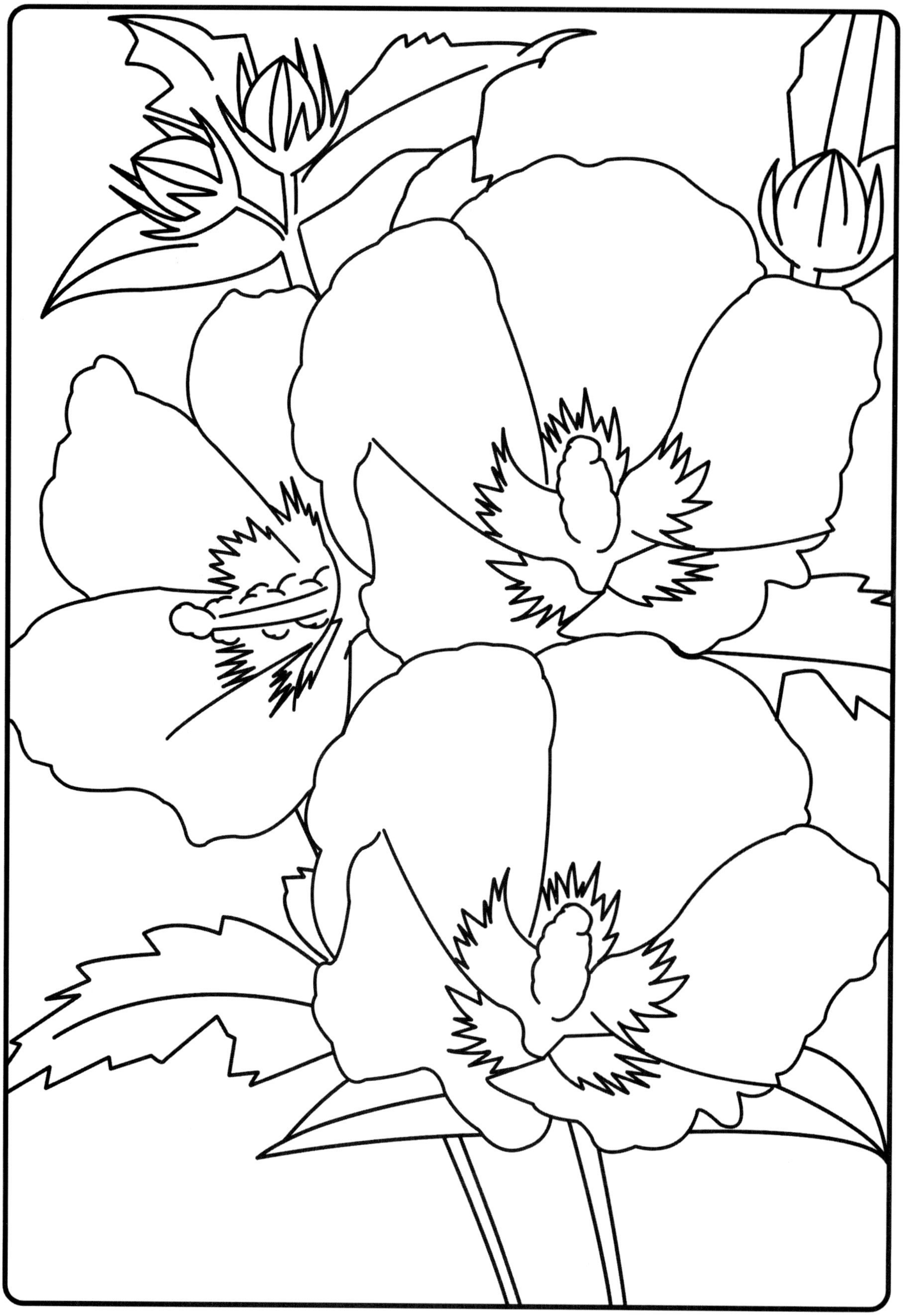

다음 그림을 색칠해보세요.

1. 미로찾기 이름이 무엇인가요?
2. 앞쪽 미로찾기의 어느 부분에 해당하는 것입니까?
3. 페이지는 몇 쪽인가요?

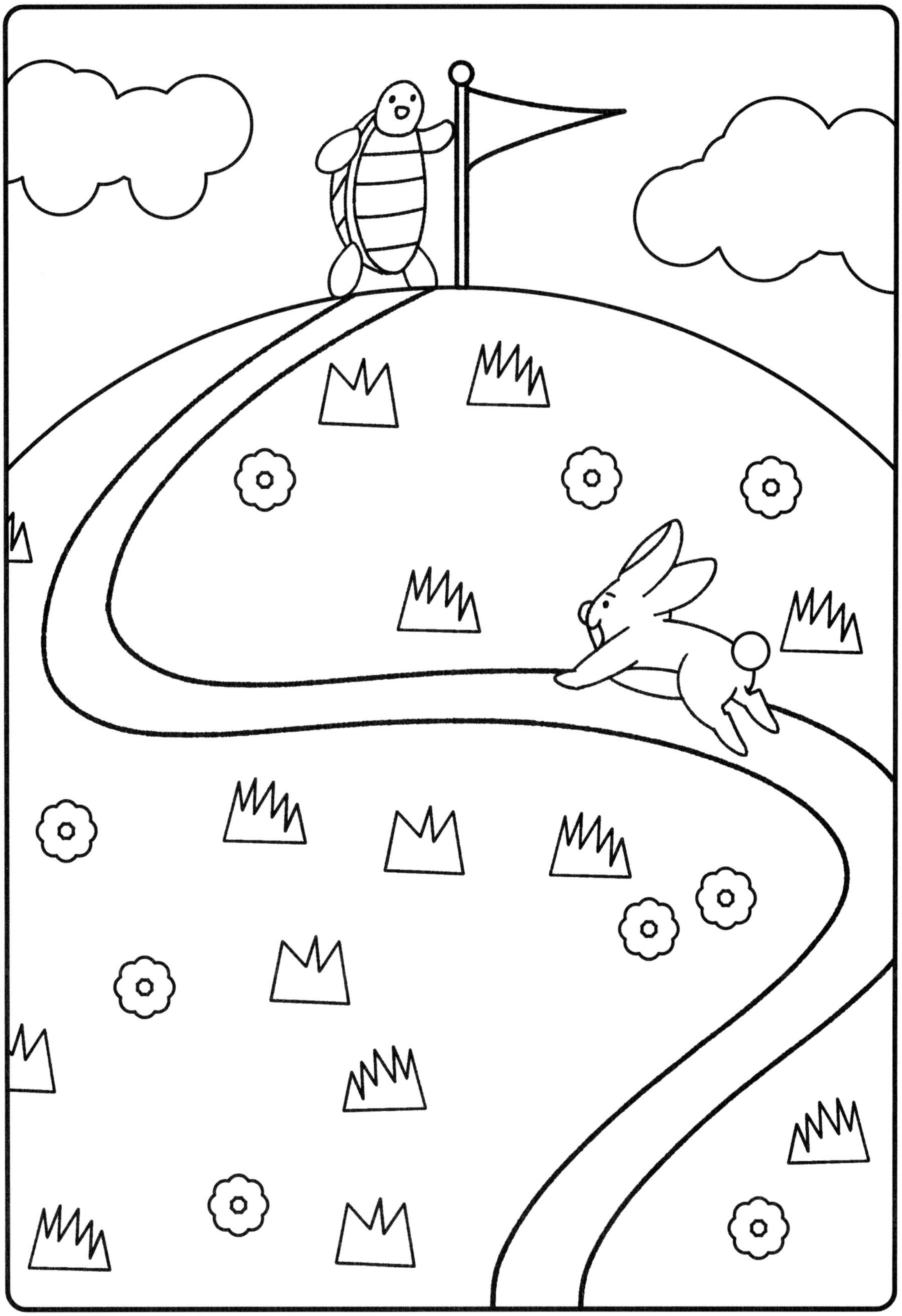

모자이크 꾸미기를 해보세요.

그림에 색종이를 잘게 찢어 붙여 모자이크를 해보세요.

빈공간에 그림을 추가로 그리셔도 됩니다.

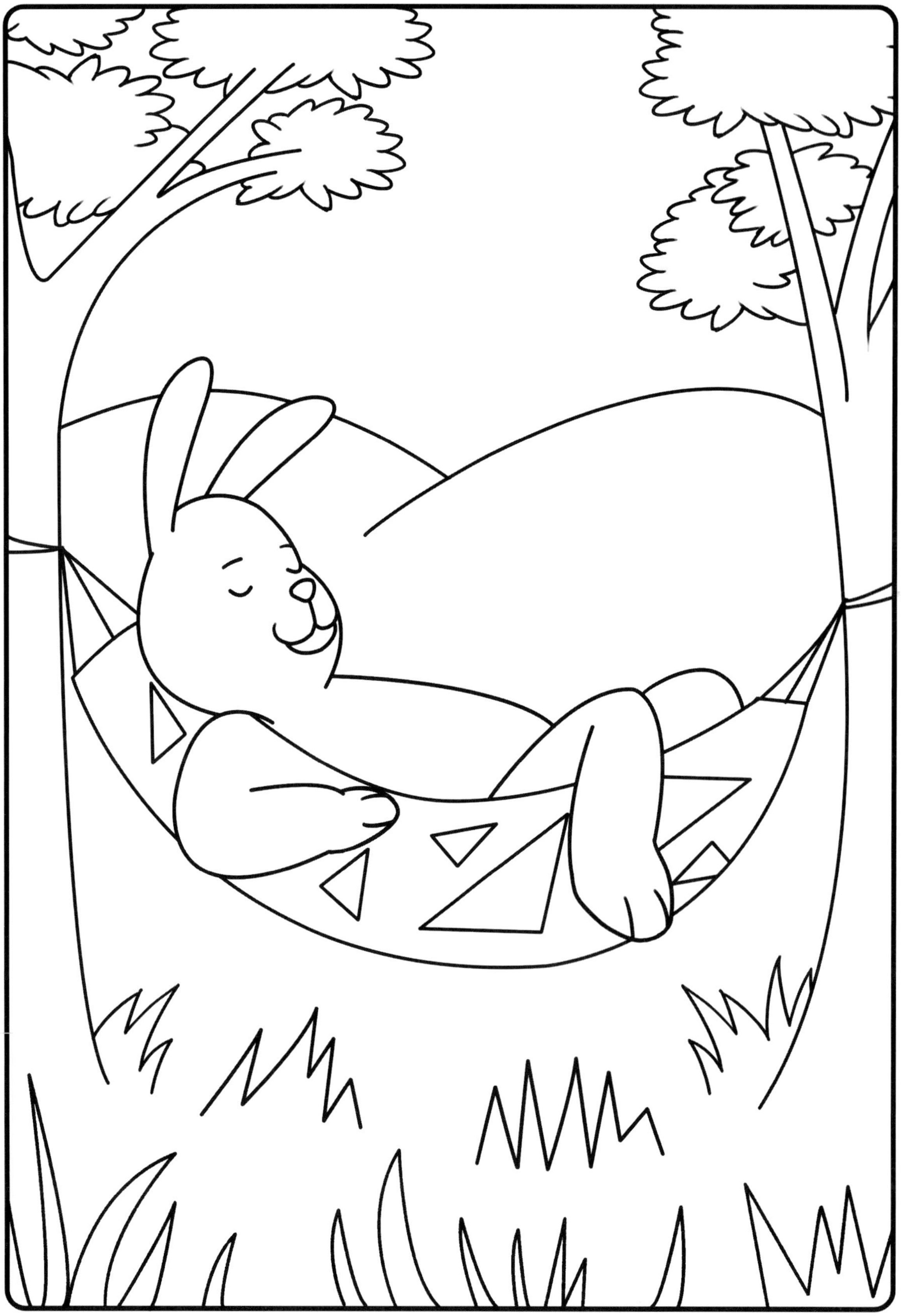

다음 그림을 색칠해보세요.

1. 미로찾기 이름이 무엇인가요?

2. 앞쪽 미로찾기의 어느 부분에 해당하는 것입니까?

3. 페이지는 몇 쪽인가요?

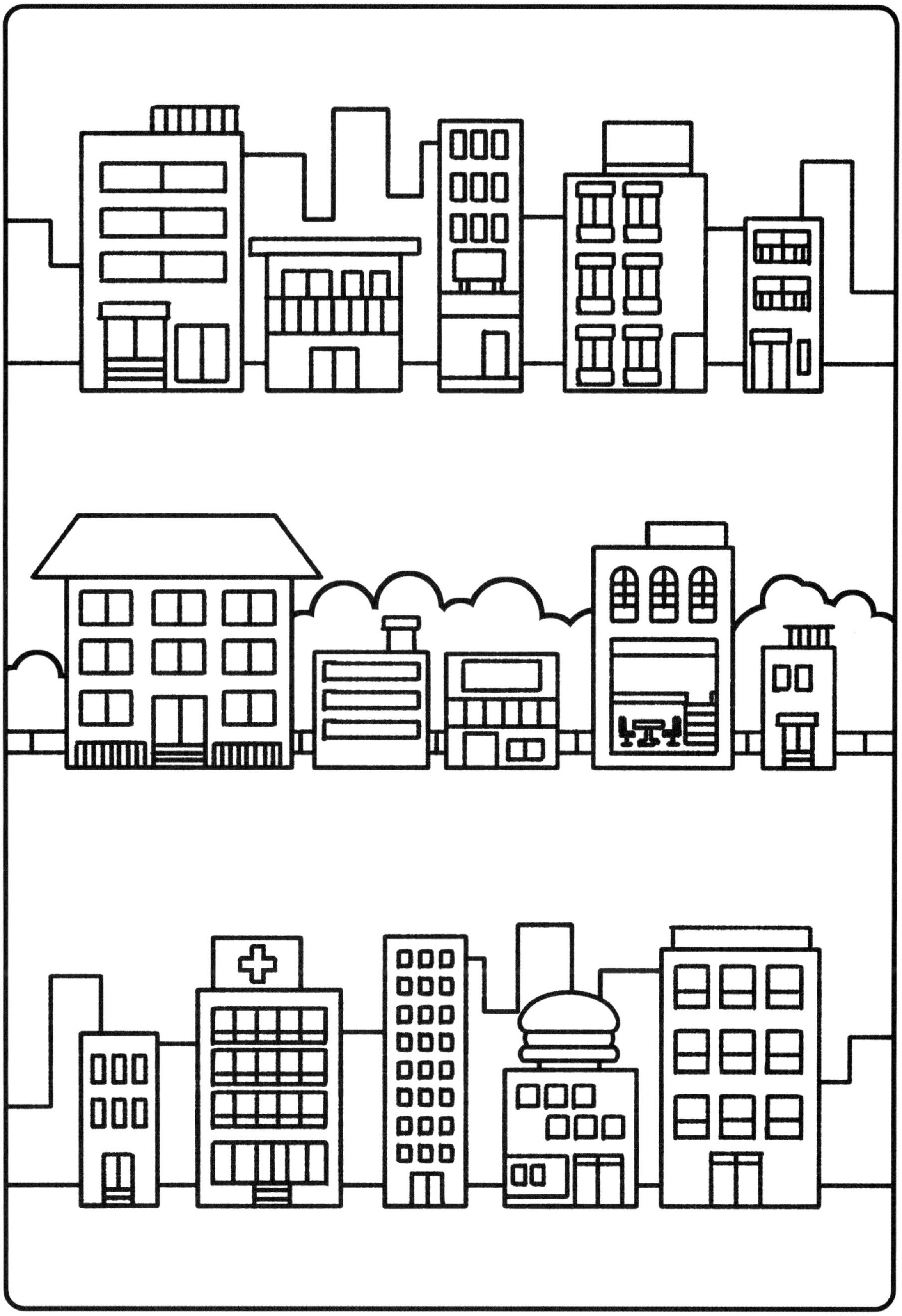

모자이크 꾸미기를 해보세요.

그림에 색종이를 잘게 찢어 붙여 모자이크를 해보세요.

빈공간에 그림을 추가로 그리셔도 됩니다.

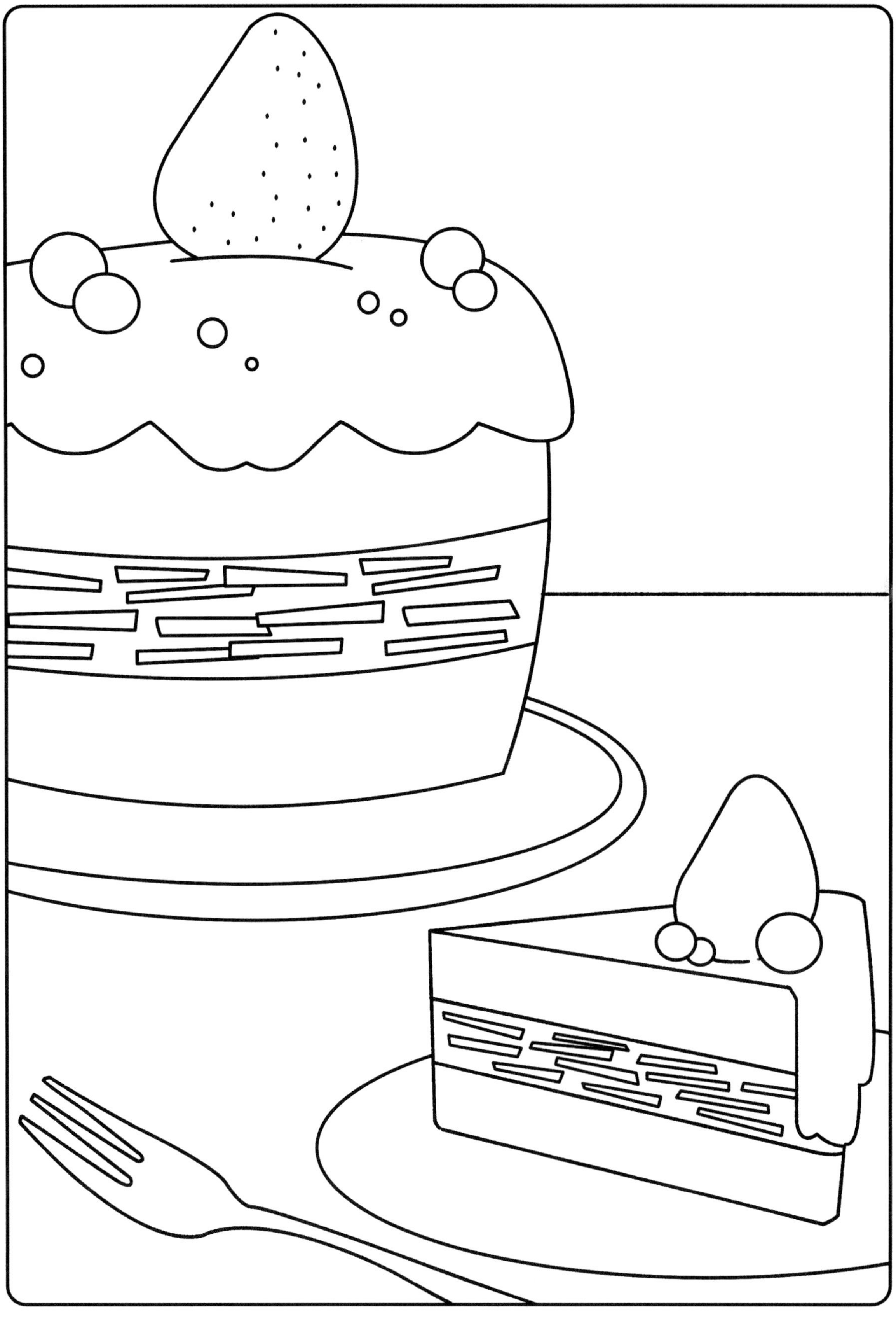

다음 그림을 색칠해보세요.

1. 미로찾기 이름이 무엇인가요?
2. 앞쪽 미로찾기의 어느 부분에 해당하는 것입니까?
3. 페이지는 몇 쪽인가요?

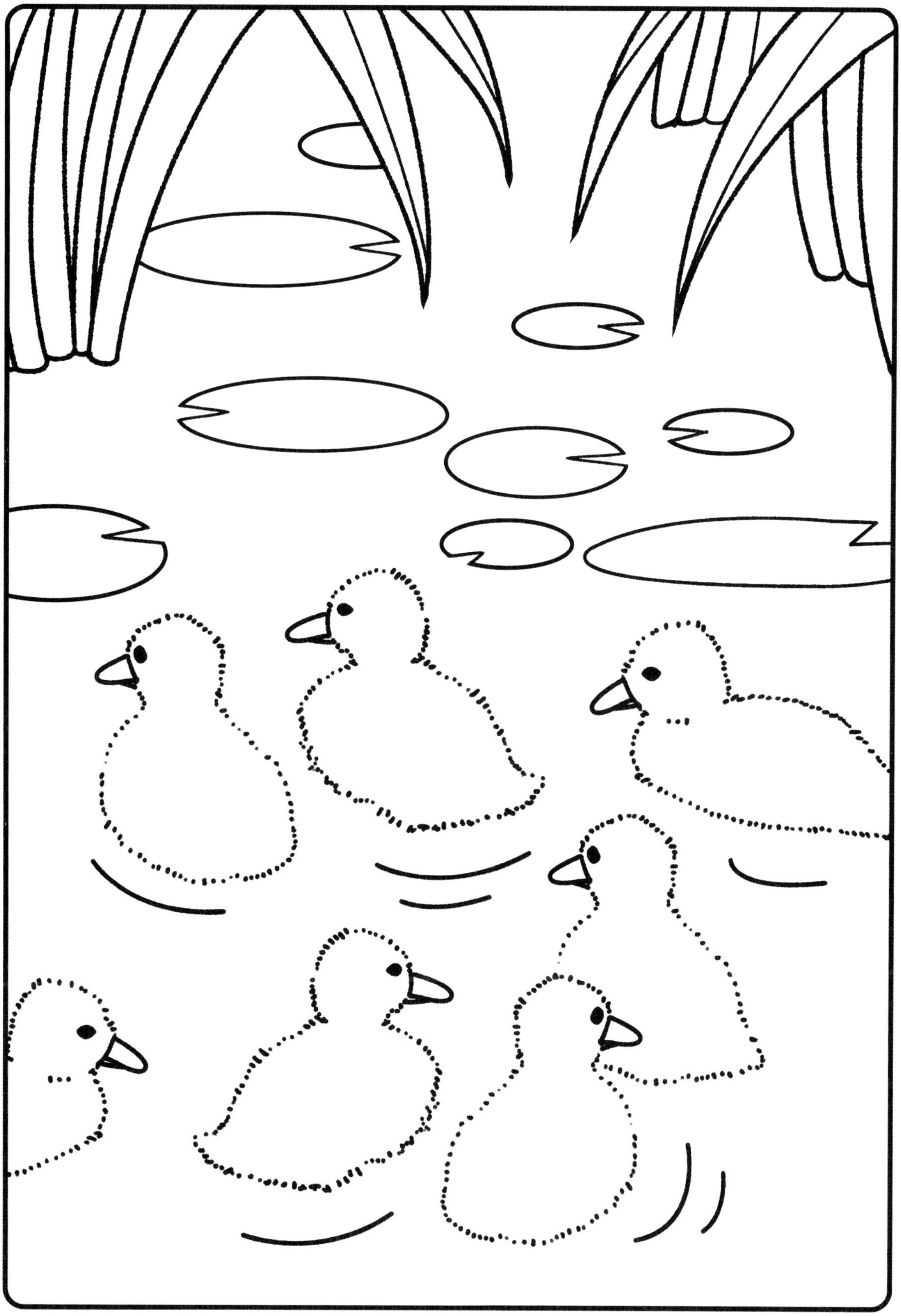

모자이크 꾸미기를 해보세요.

그림에 색종이를 잘게 찢어 붙여 모자이크를 해보세요.

빈공간에 그림을 추가로 그리셔도 됩니다.

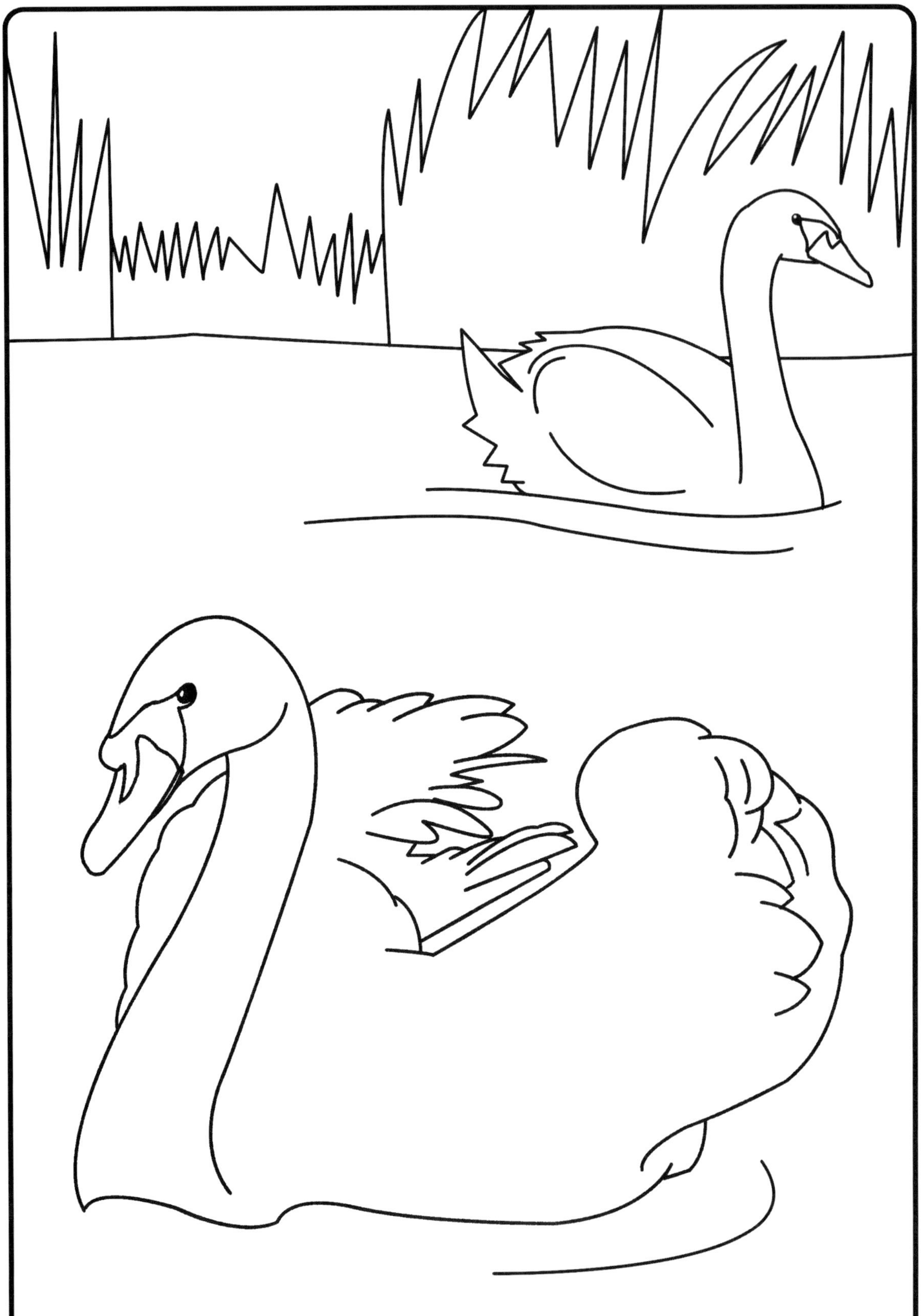

다음 그림을 색칠해보세요.

1. 미로찾기 이름이 무엇인가요?
2. 앞쪽 미로찾기의 어느 부분에 해당하는 것입니까?
3. 페이지는 몇 쪽인가요?

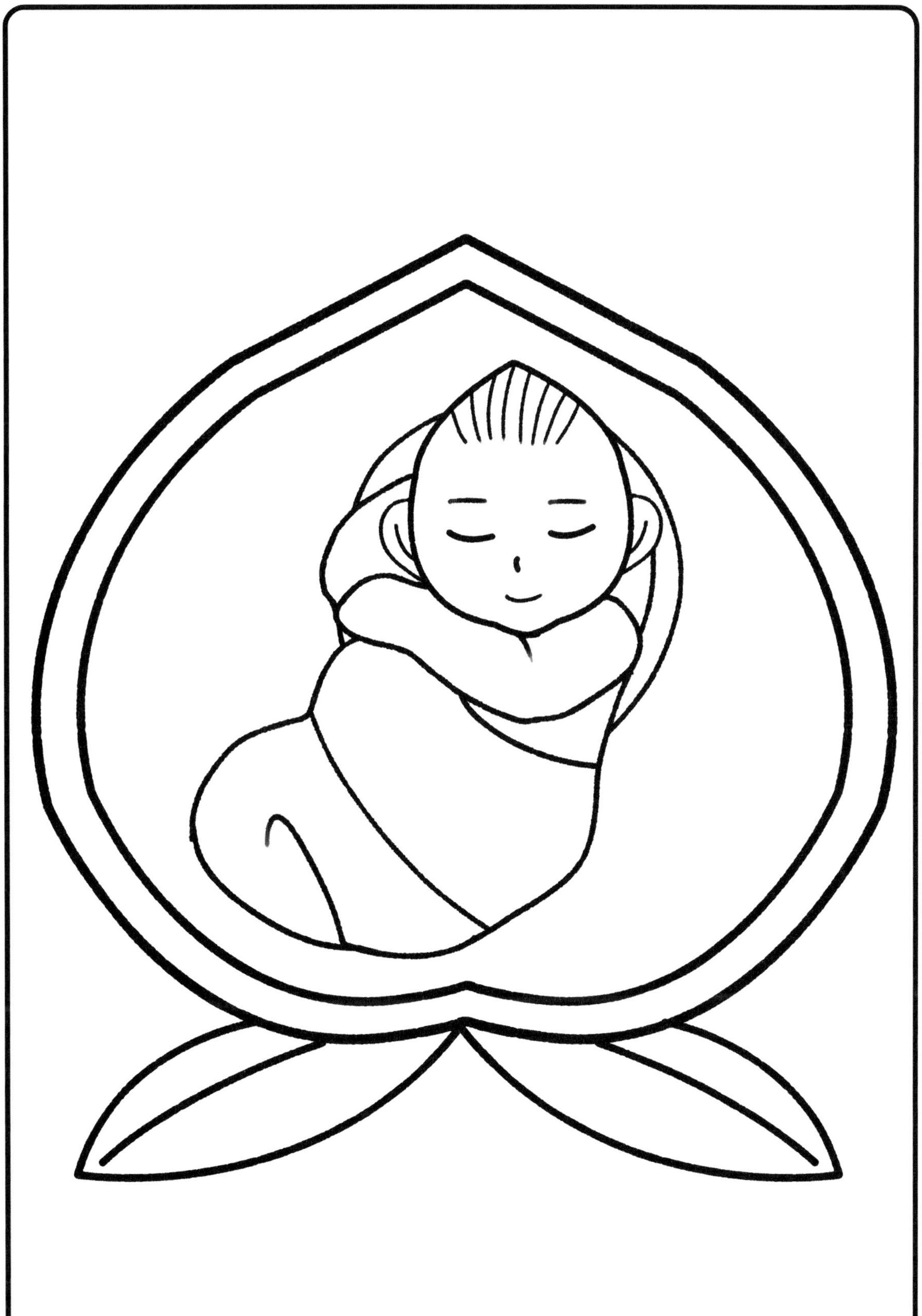

모자이크 꾸미기를 해보세요.

그림에 색종이를 잘게 찢어 붙여 모자이크를 해보세요.

빈공간에 그림을 추가로 그리셔도 됩니다.

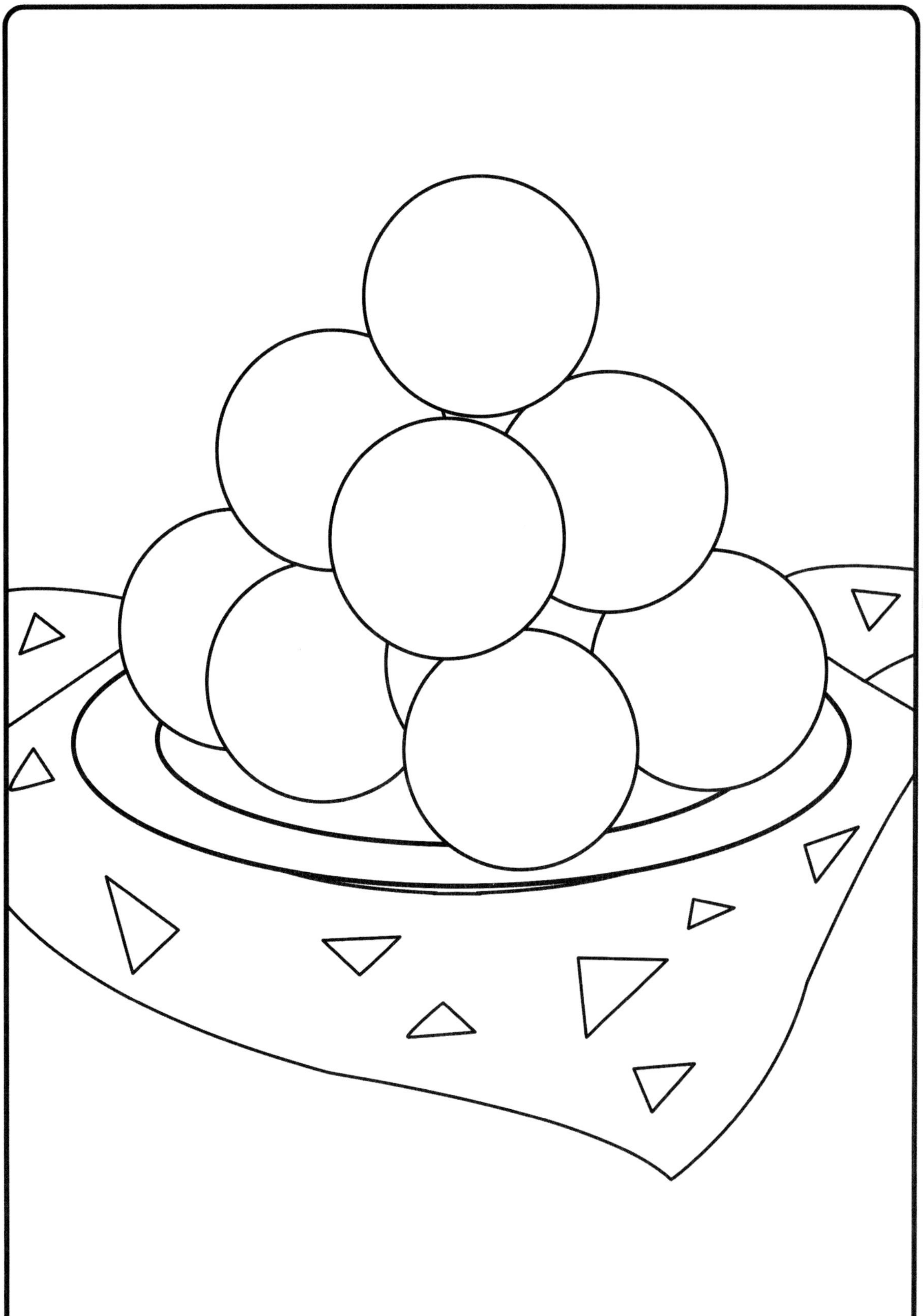

다음 그림을 색칠해보세요.

1. 미로찾기 이름이 무엇인가요?
2. 앞쪽 미로찾기의 어느 부분에 해당하는 것입니까?
3. 페이지는 몇 쪽인가요?

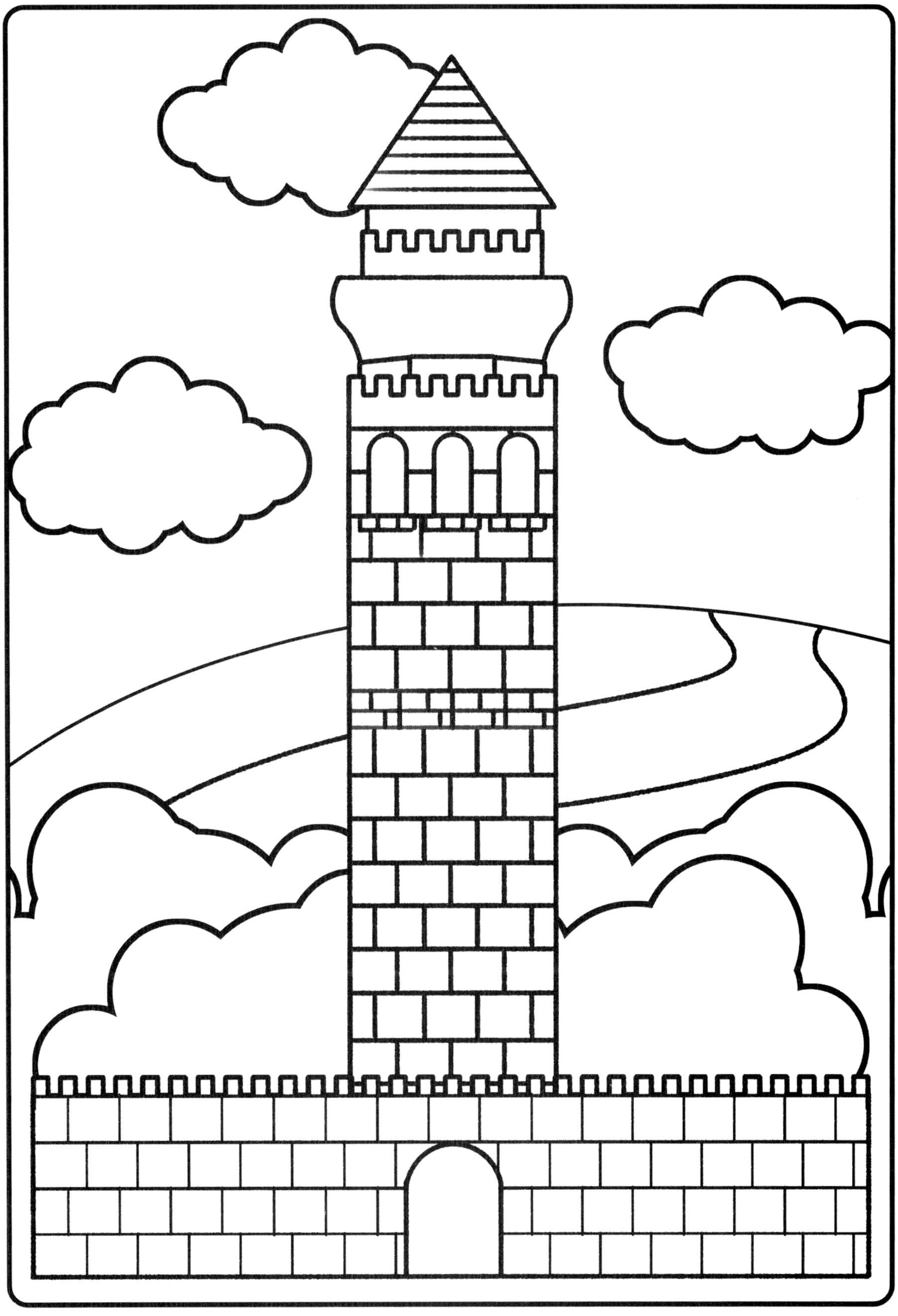

모자이크 꾸미기를 해보세요.

그림에 색종이를 잘게 찢어 붙여 모자이크를 해보세요.

빈공간에 그림을 추가로 그리셔도 됩니다.

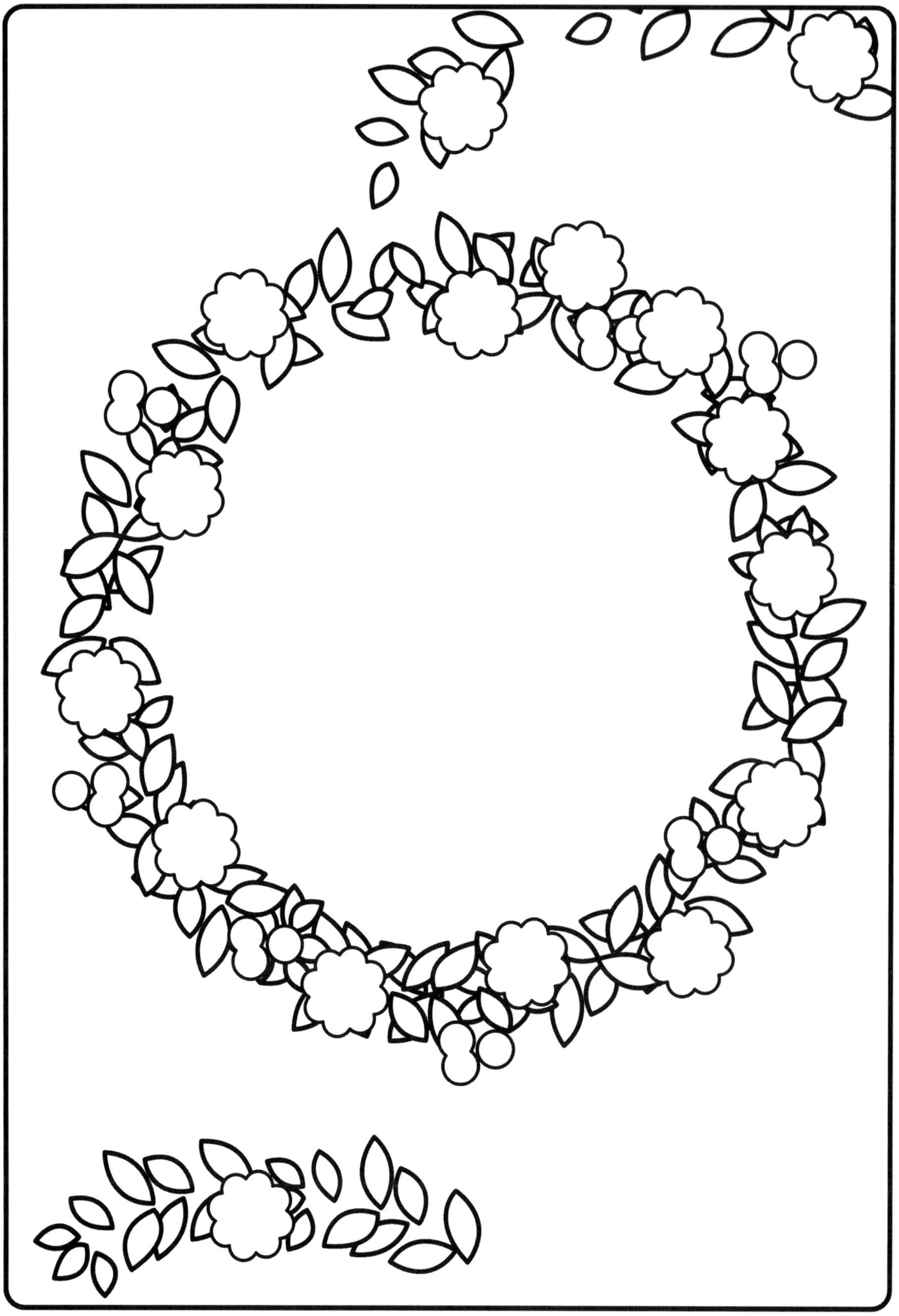

다음 그림을 색칠해보세요.

1. 미로찾기 이름이 무엇인가요?
2. 앞쪽 미로찾기의 어느 부분에 해당하는 것입니까?
3. 페이지는 몇 쪽인가요?

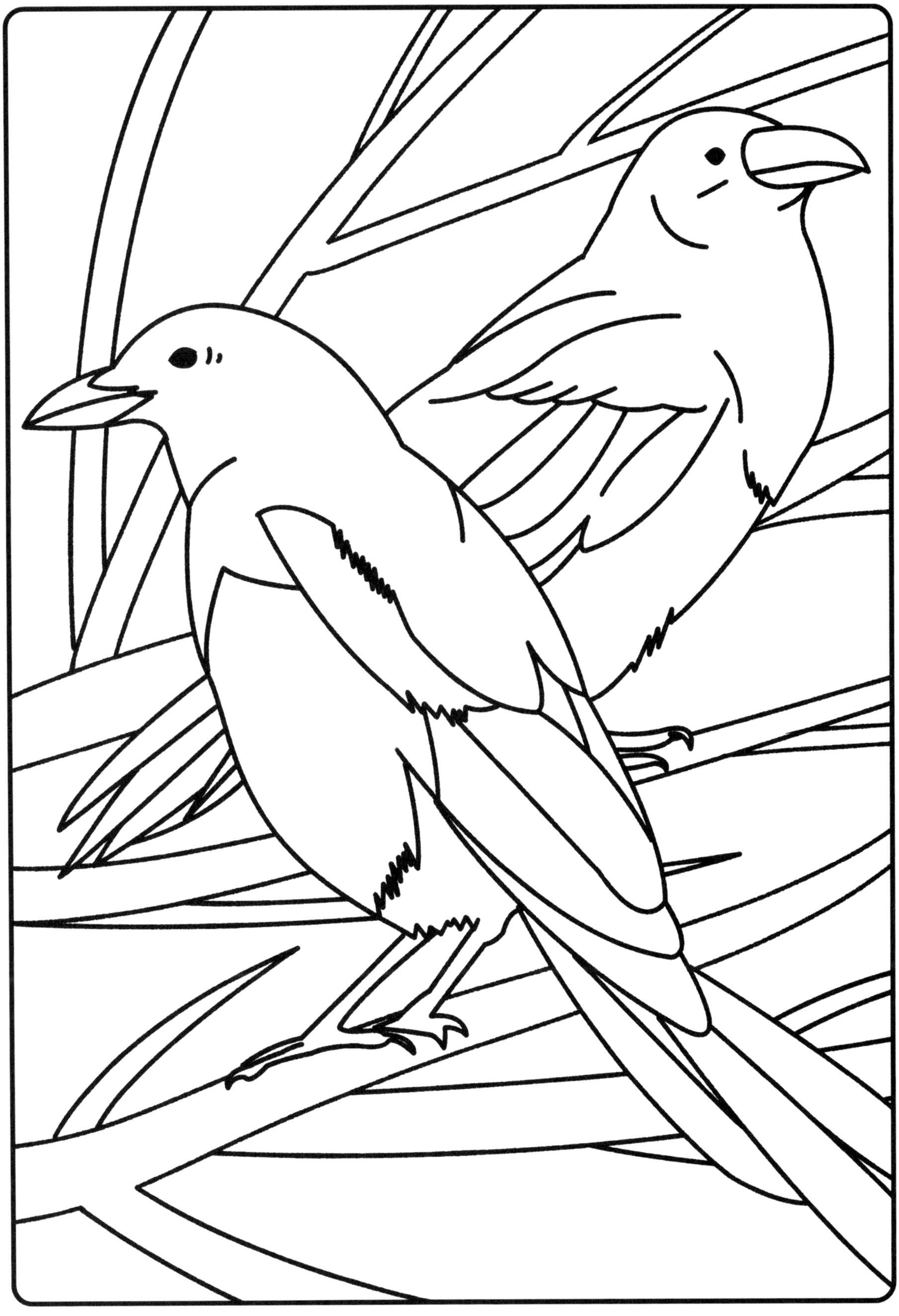

모자이크 꾸미기를 해보세요.

그림에 색종이를 잘게 찢어 붙여 모자이크를 해보세요.

빈공간에 그림을 추가로 그리셔도 됩니다.

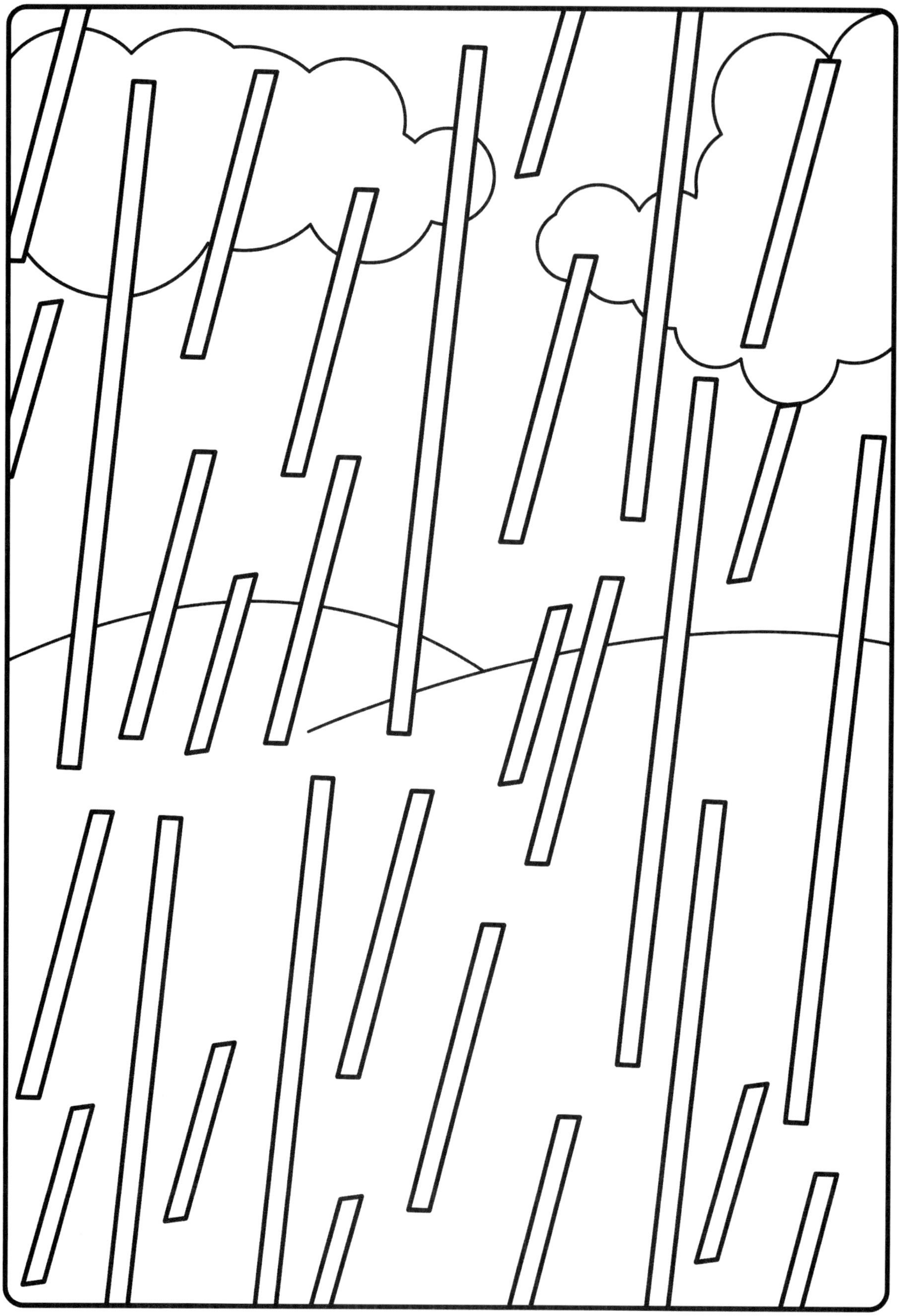

다음 그림을 색칠해보세요.

1. 미로찾기 이름이 무엇인가요?
2. 앞쪽 미로찾기의 어느 부분에 해당하는 것입니까?
3. 페이지는 몇 쪽인가요?

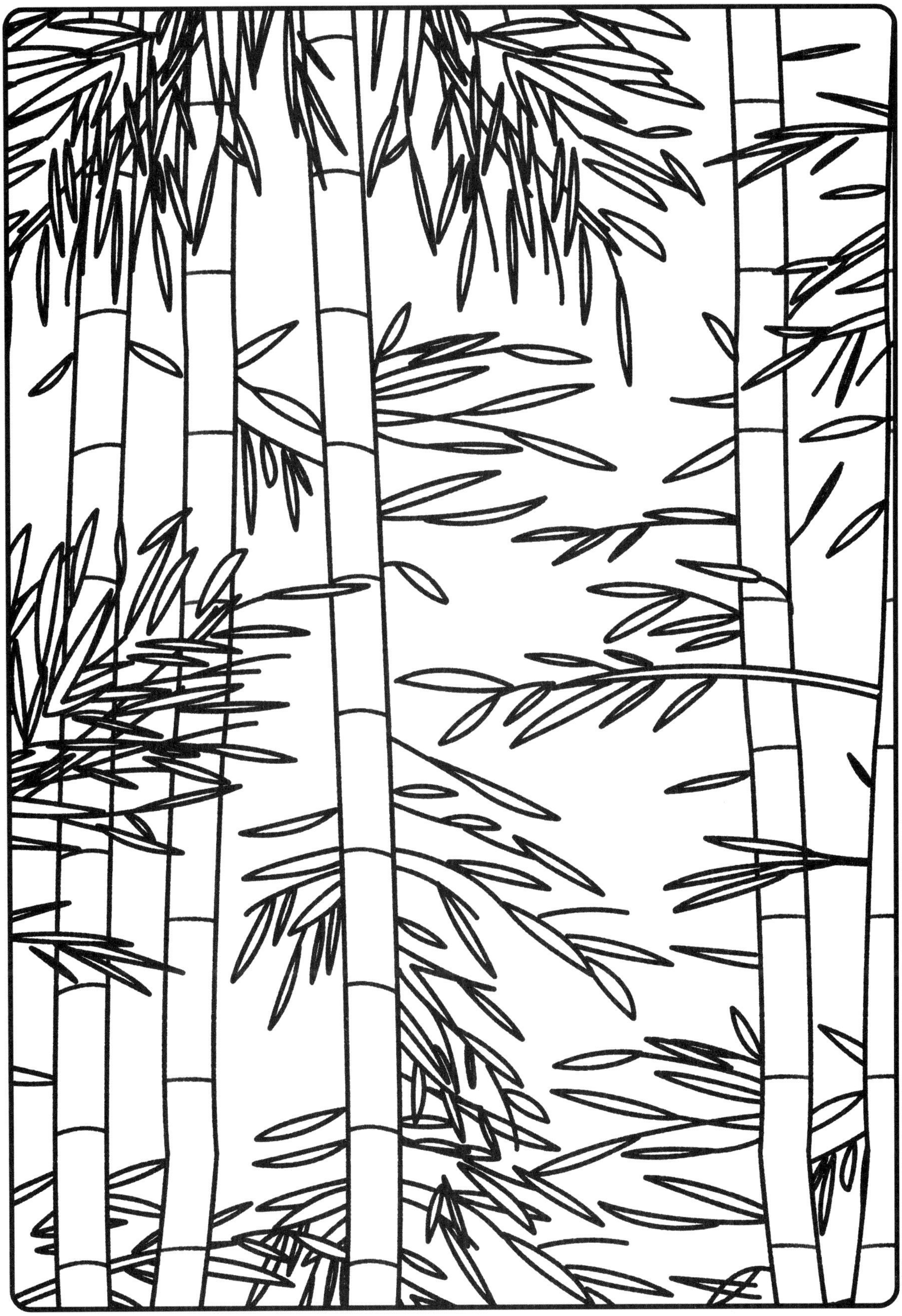

모자이크 꾸미기를 해보세요.

그림에 색종이를 잘게 찢어 붙여 모자이크를 해보세요.

빈공간에 그림을 추가로 그리셔도 됩니다.

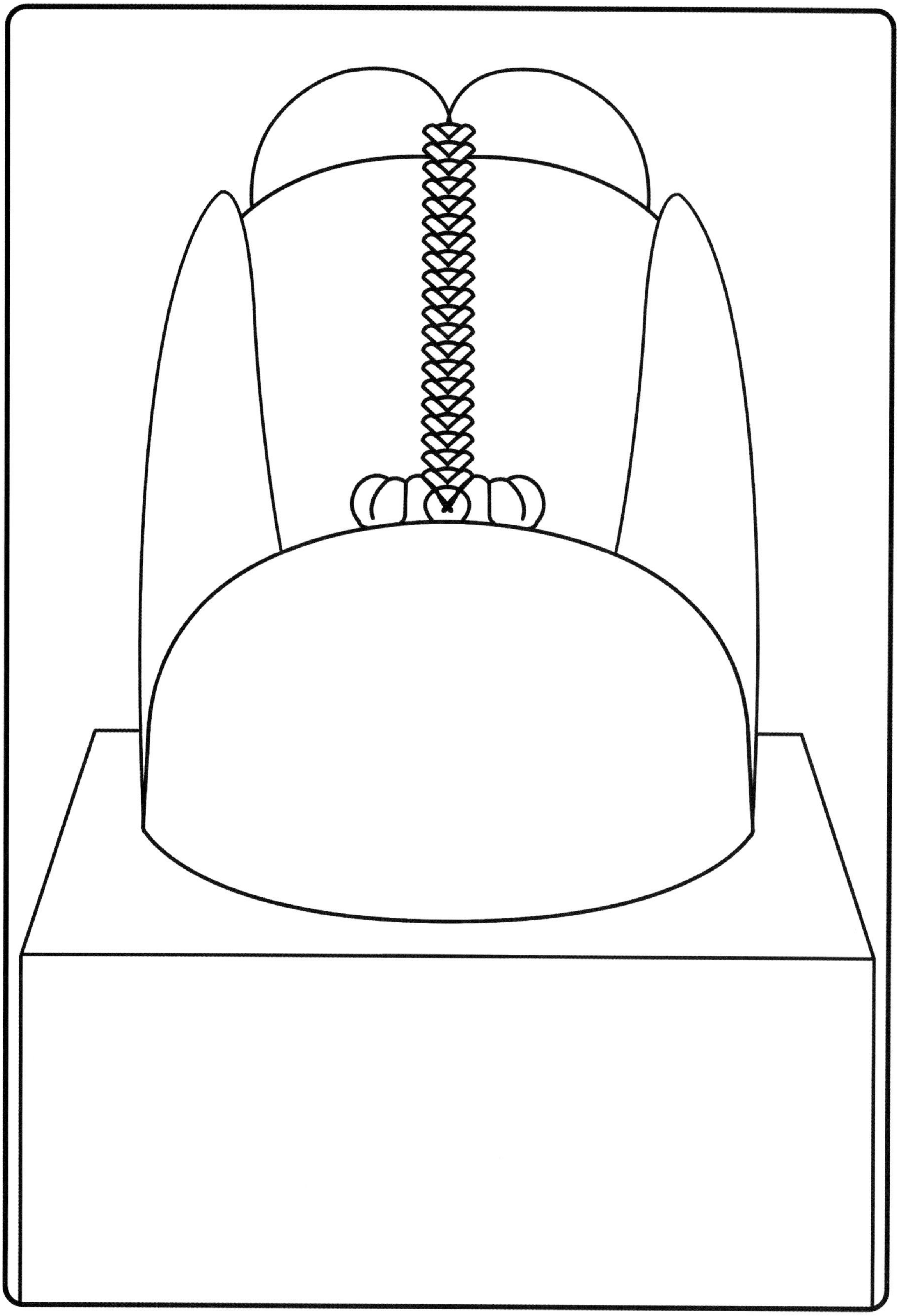

다음 그림을 색칠해보세요.

1. 미로찾기 이름이 무엇인가요?
2. 앞쪽 미로찾기의 어느 부분에 해당하는 것입니까?
3. 페이지는 몇 쪽인가요?

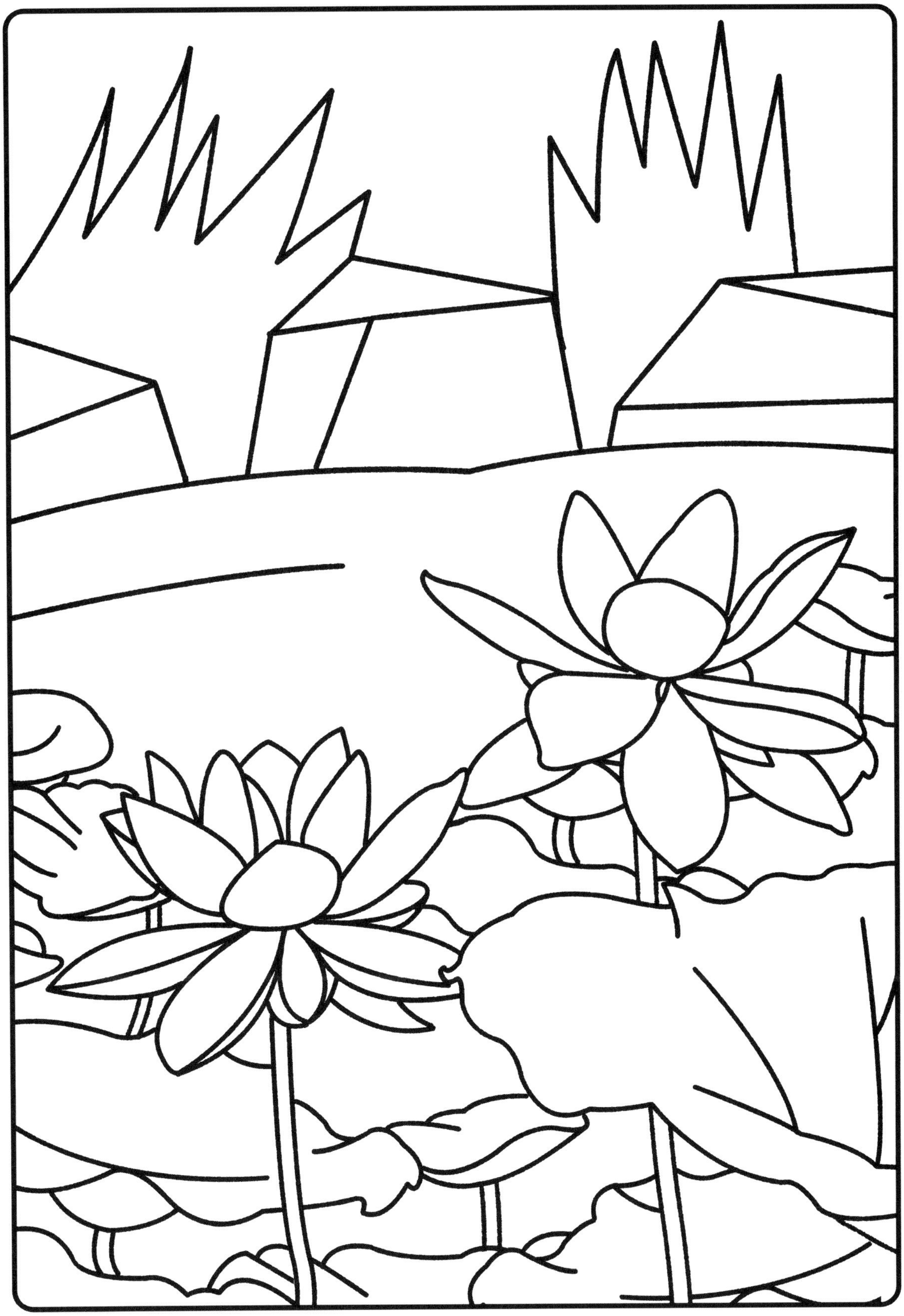

모자이크 꾸미기를 해보세요.

그림에 색종이를 잘게 찢어 붙여 모자이크를 해보세요.

빈공간에 그림을 추가로 그리셔도 됩니다.

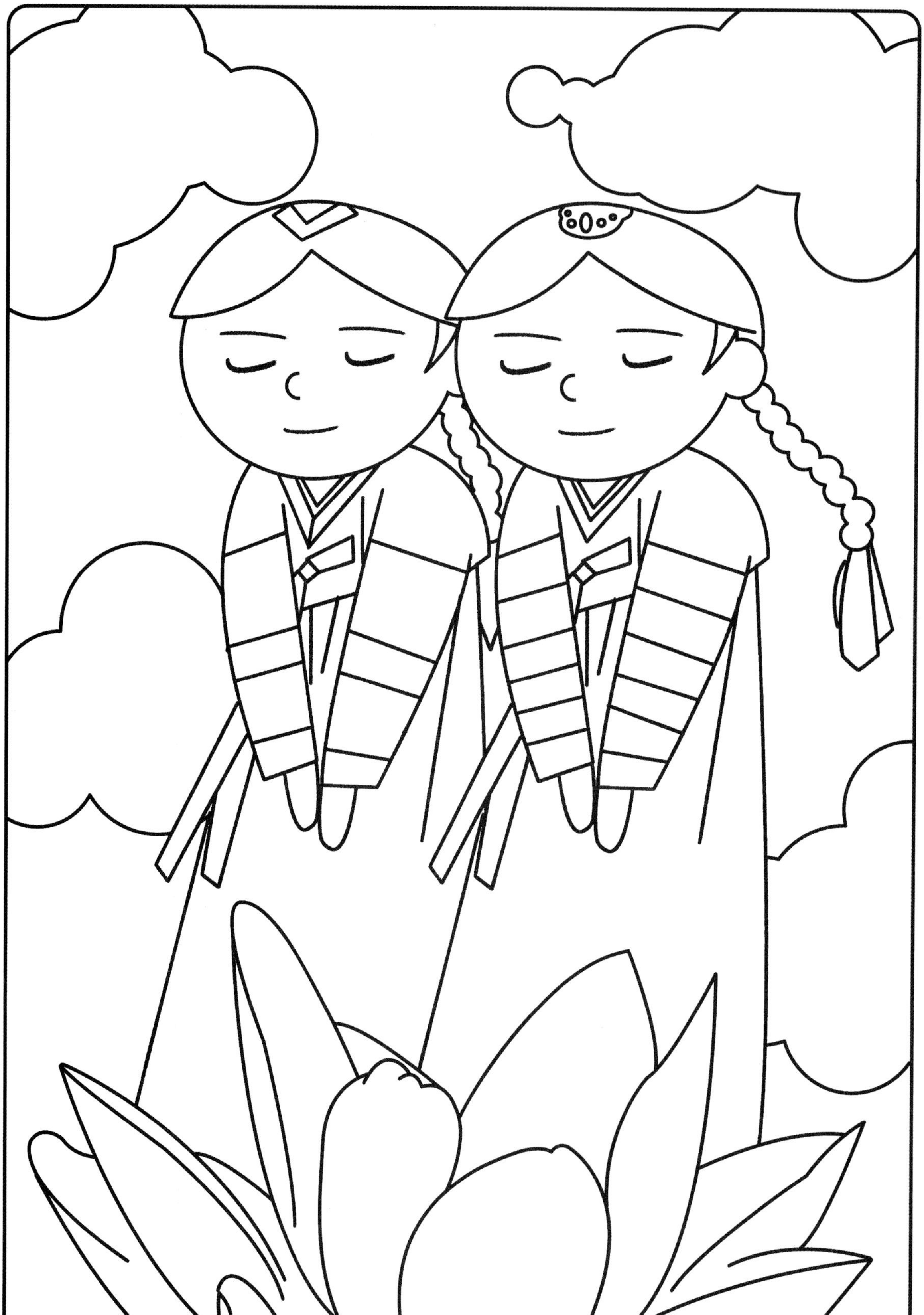

다음 그림을 색칠해보세요.

1. 미로찾기 이름이 무엇인가요?
2. 앞쪽 미로찾기의 어느 부분에 해당하는 것입니까?
3. 페이지는 몇 쪽인가요?

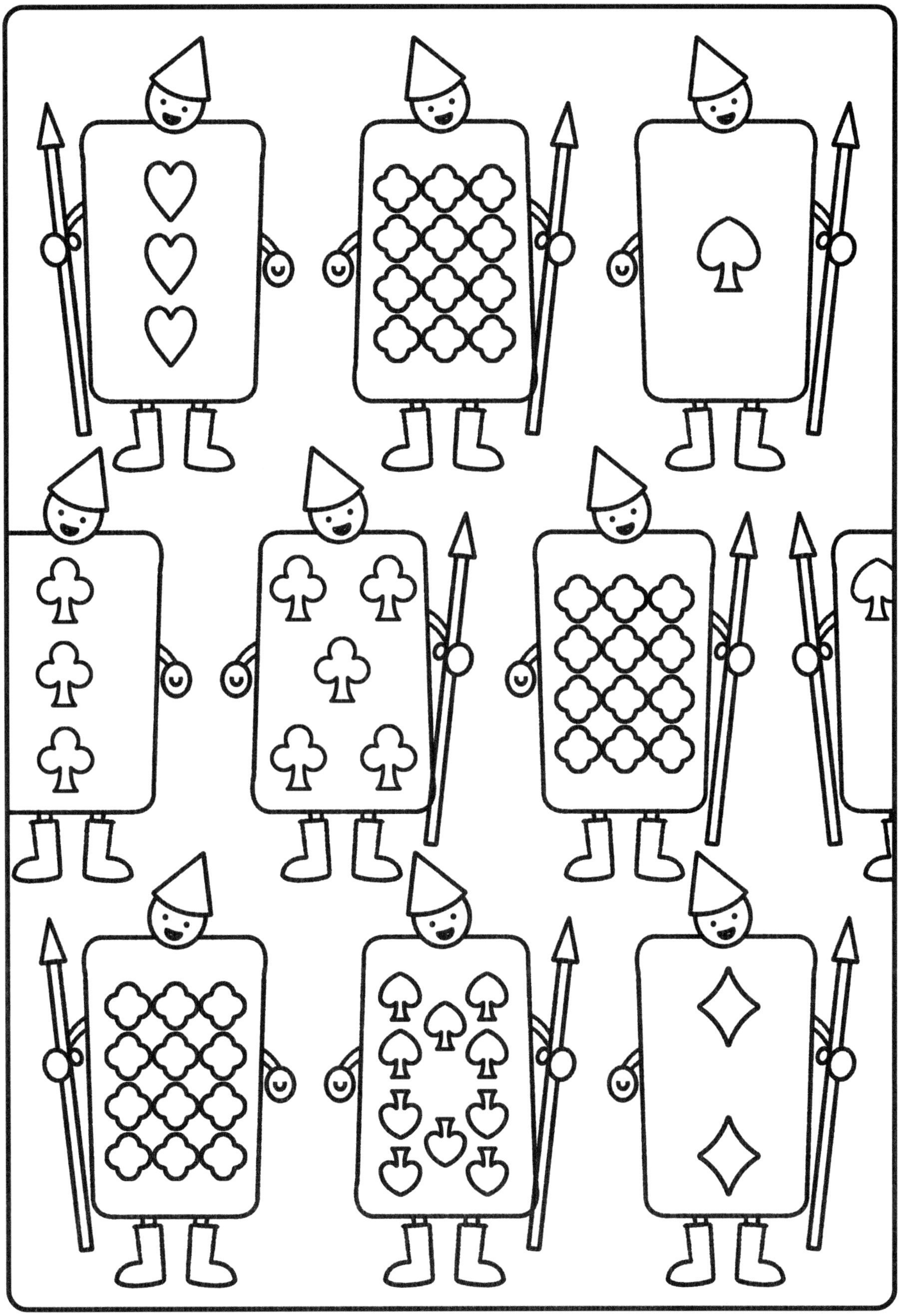

모자이크 꾸미기를 해보세요.

그림에 색종이를 잘게 찢어 붙여 모자이크를 해보세요.

빈공간에 그림을 추가로 그리셔도 됩니다.

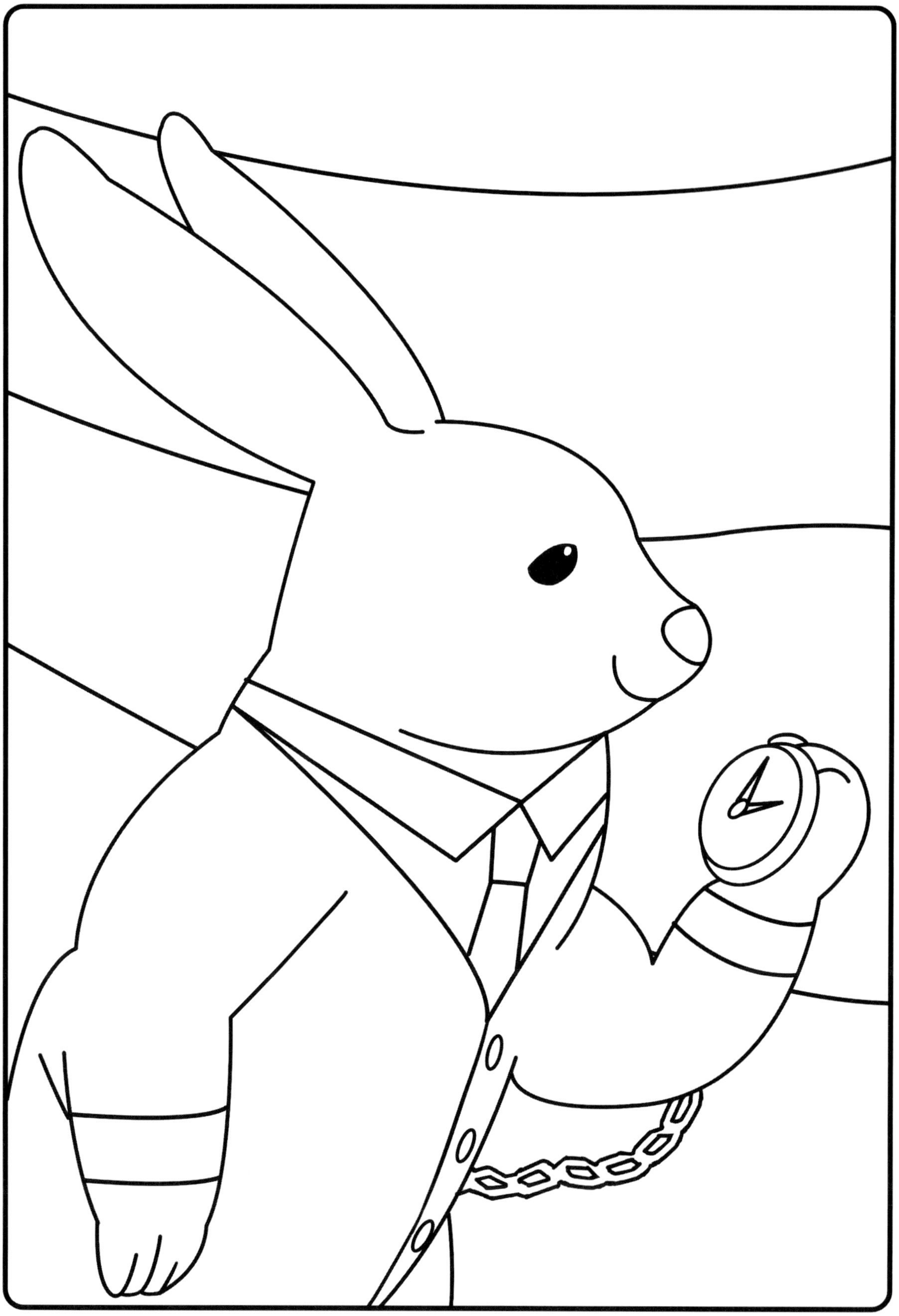

다음 그림을 색칠해보세요.

1. 미로찾기 이름이 무엇인가요?
2. 앞쪽 미로찾기의 어느 부분에 해당하는 것입니까?
3. 페이지는 몇 쪽인가요?

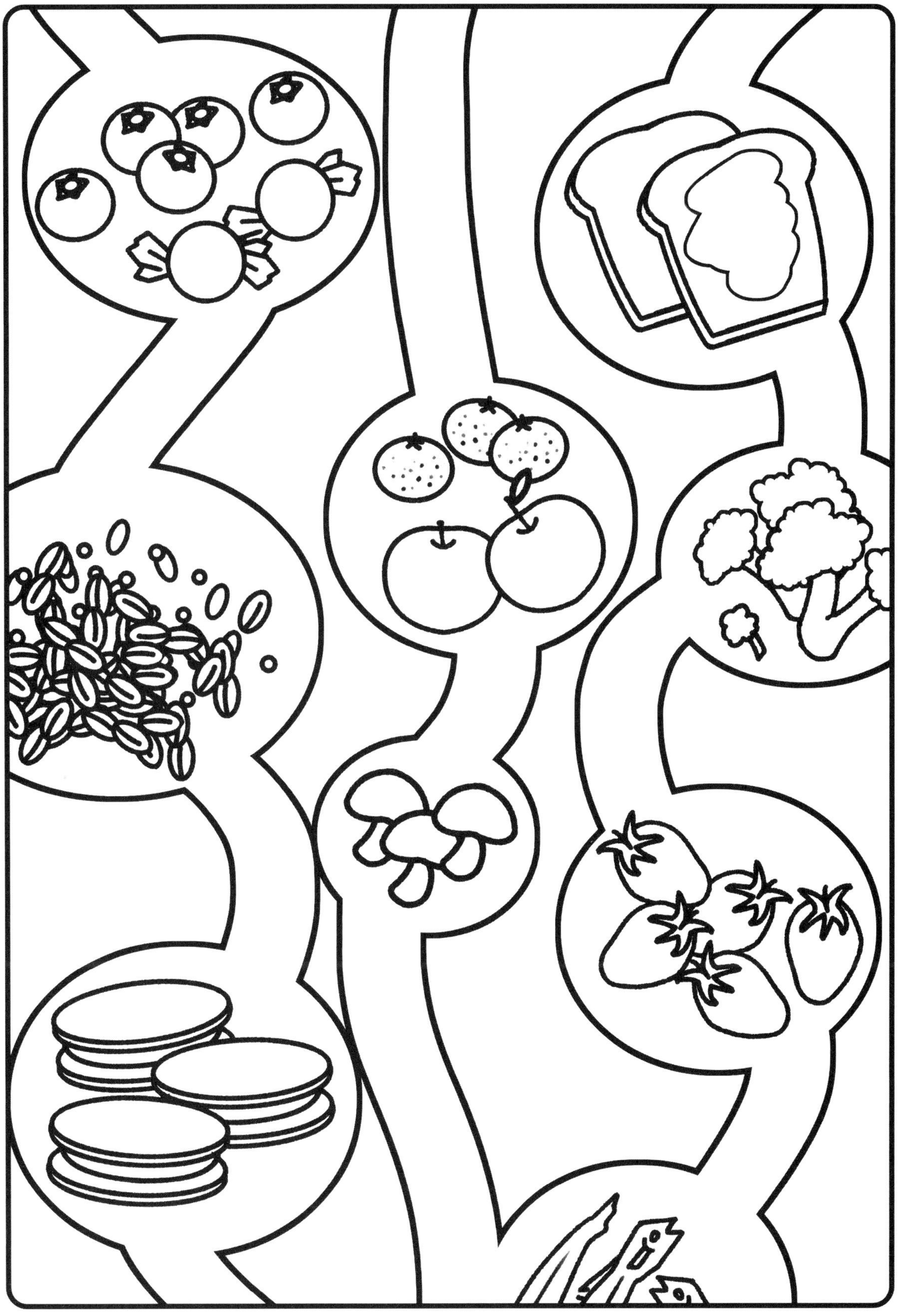

모자이크 꾸미기를 해보세요.

그림에 색종이를 잘게 찢어 붙여 모자이크를 해보세요.

빈공간에 그림을 추가로 그리셔도 됩니다.

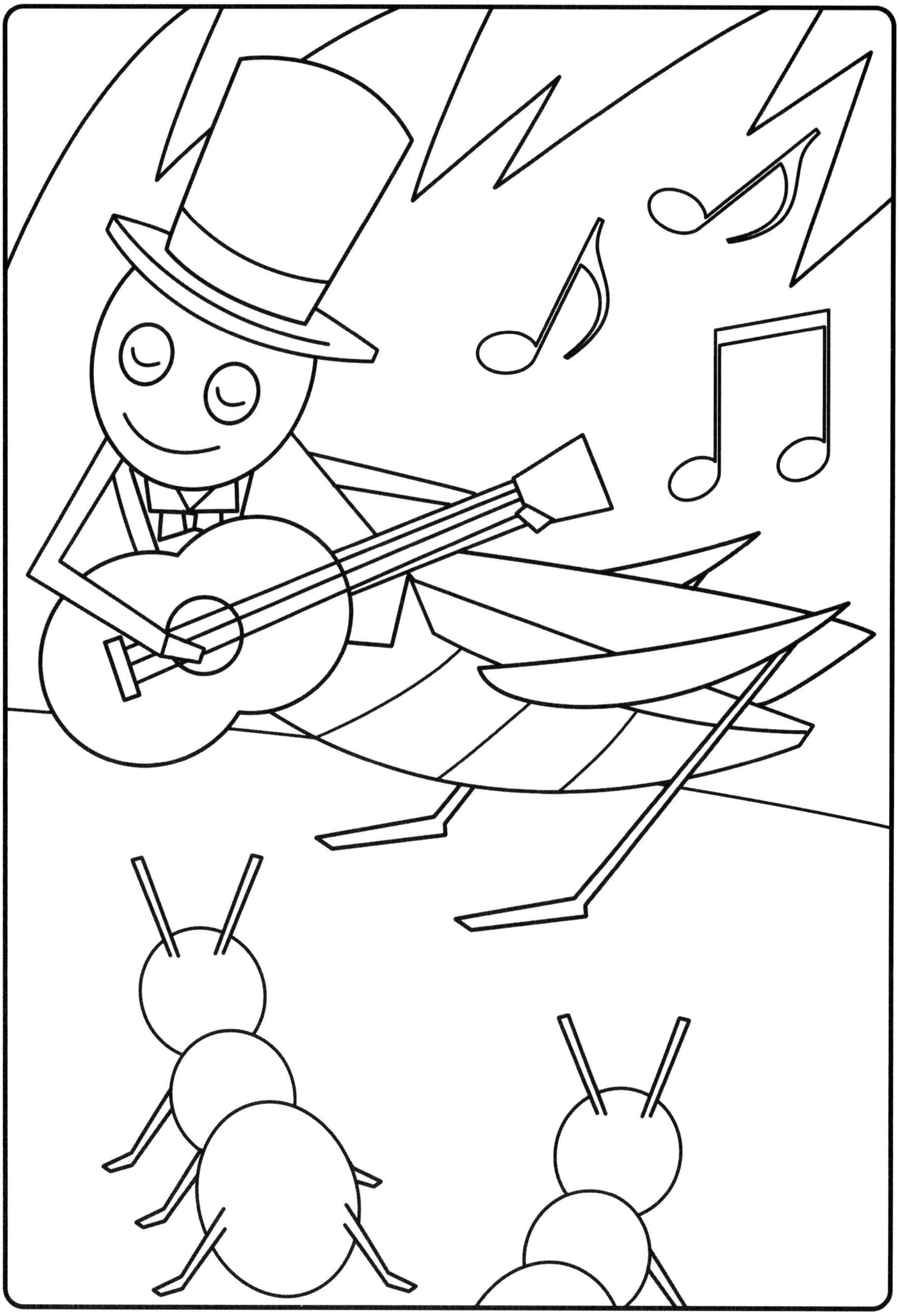

다음 그림을 색칠해보세요.

1. 미로찾기 이름이 무엇인가요?
2. 앞쪽 미로찾기의 어느 부분에 해당하는 것입니까?
3. 페이지는 몇 쪽인가요?

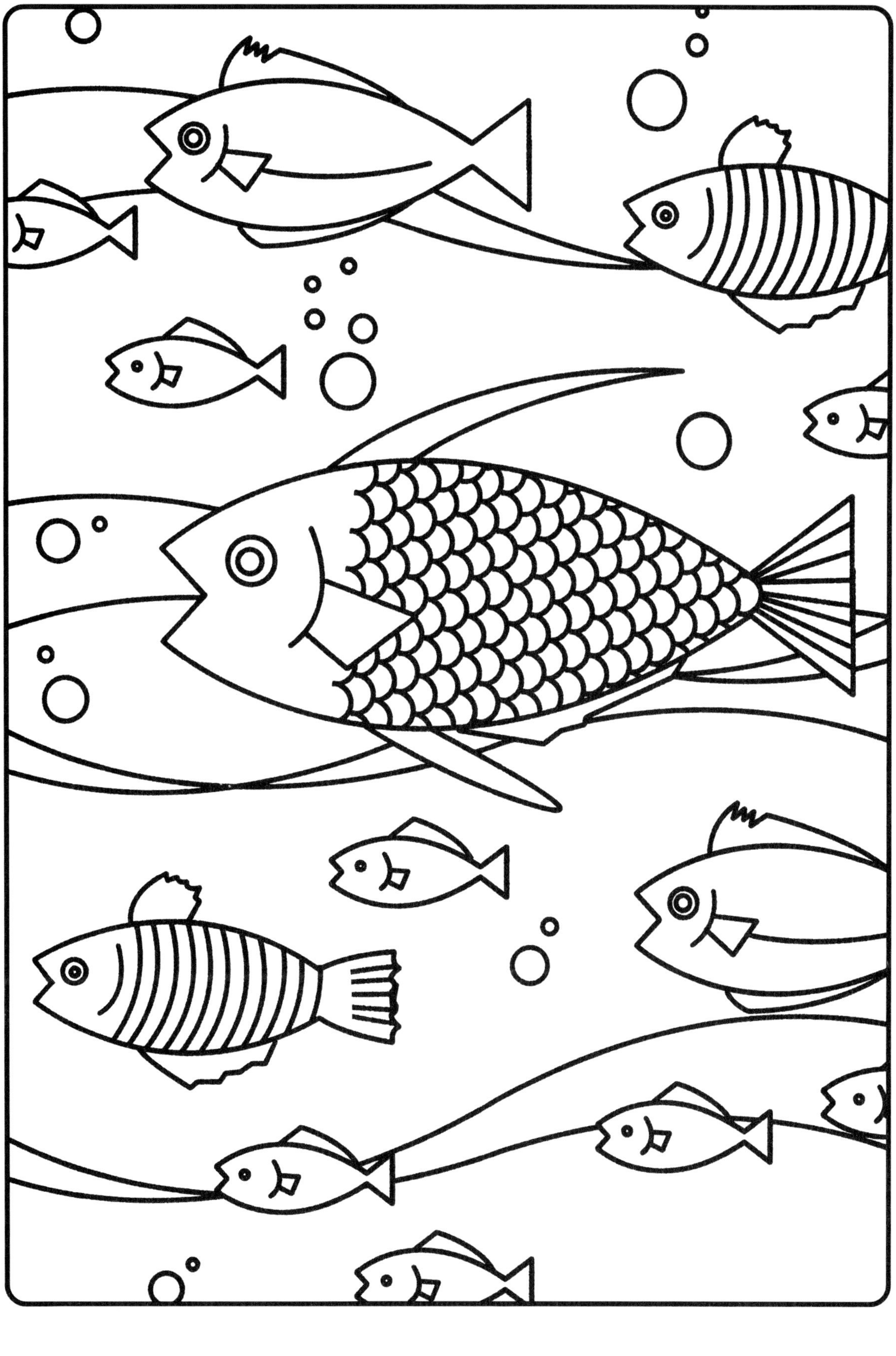

모자이크 꾸미기를 해보세요.

그림에 색종이를 잘게 찢어 붙여 모자이크를 해보세요.

빈공간에 그림을 추가로 그리셔도 됩니다.

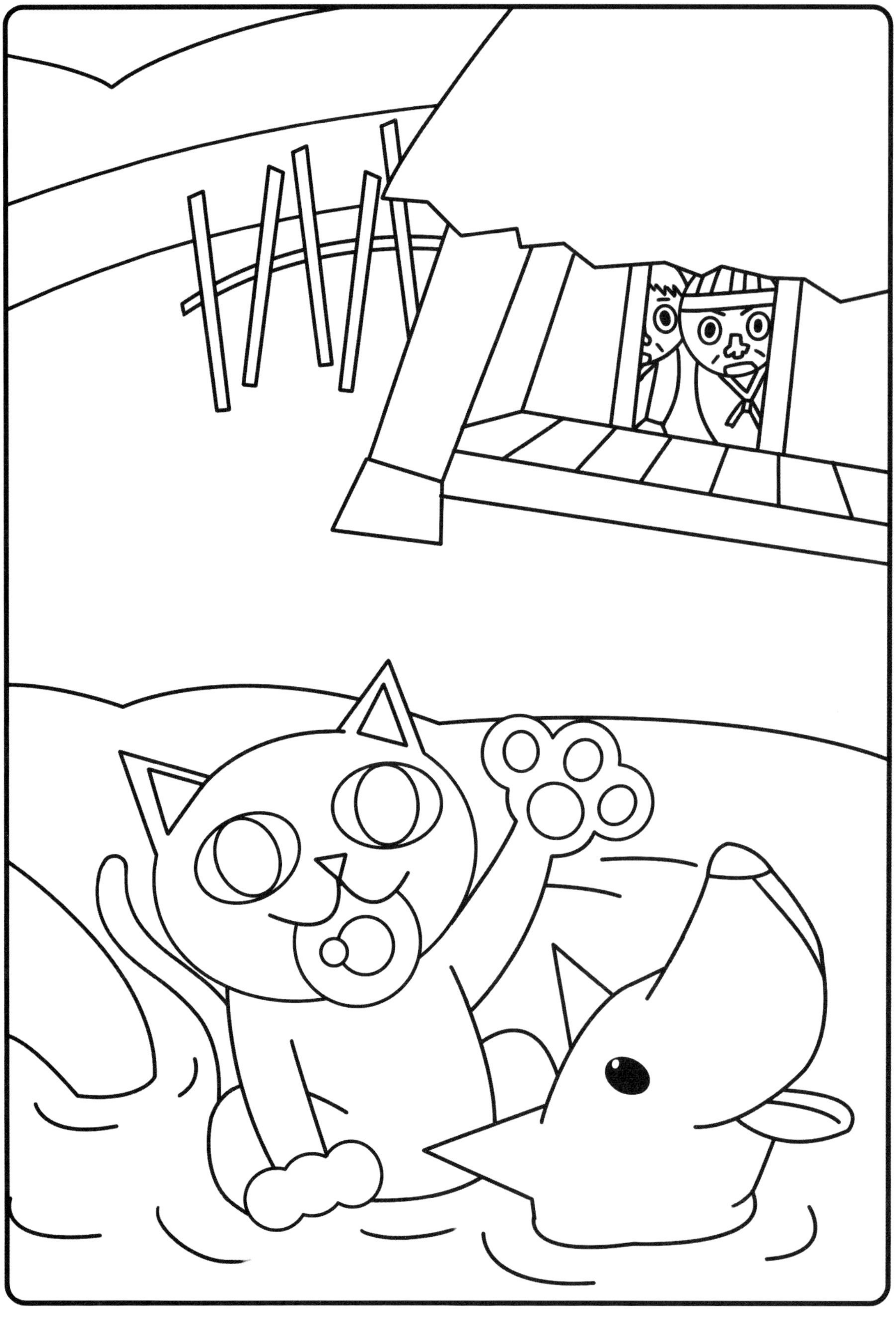

다음 그림을 색칠해보세요.

1. 미로찾기 이름이 무엇인가요?
2. 앞쪽 미로찾기의 어느 부분에 해당하는 것입니까?
3. 페이지는 몇 쪽인가요?

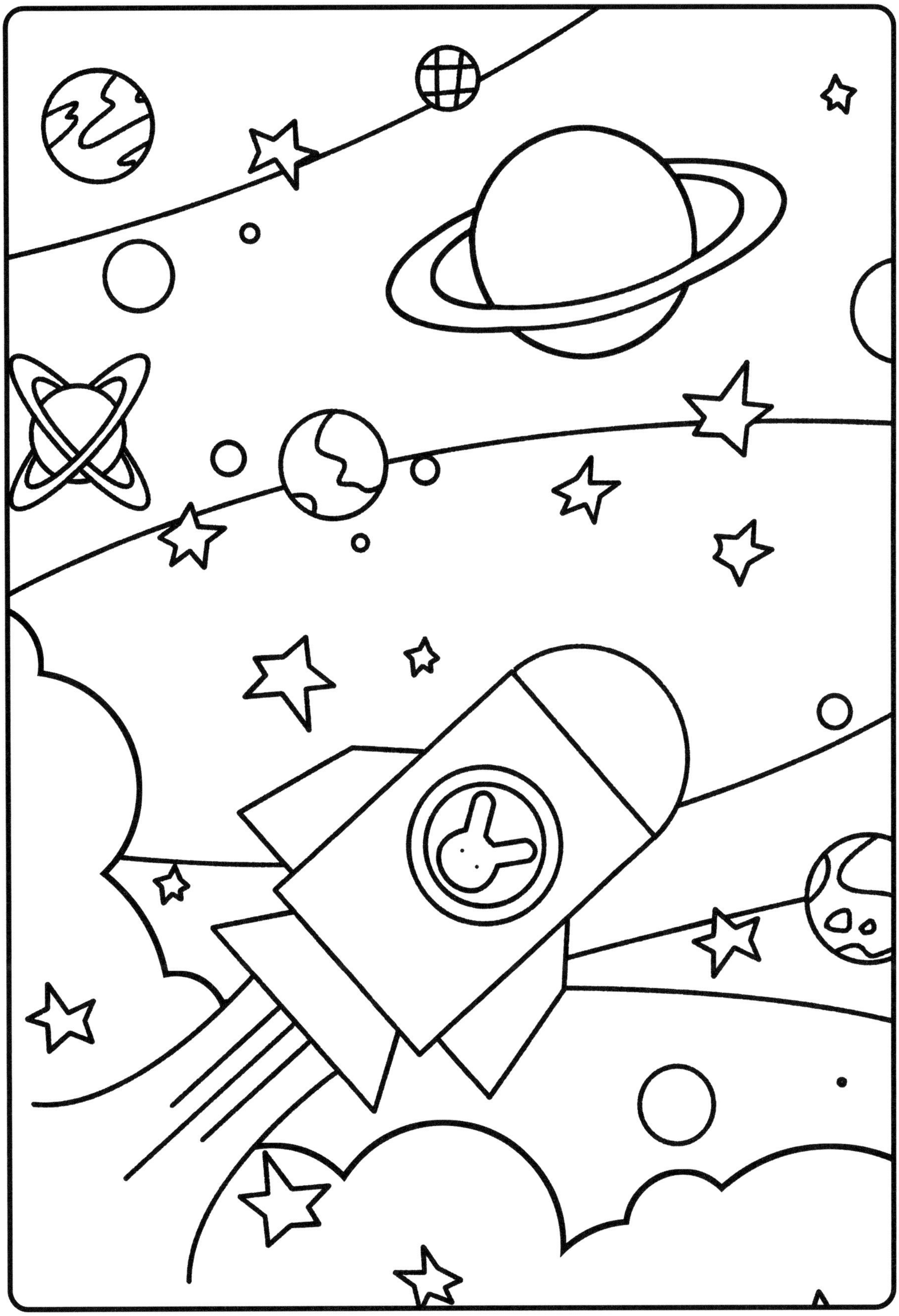

모자이크 꾸미기를 해보세요.

그림에 색종이를 잘게 찢어 붙여 모자이크를 해보세요.

빈공간에 그림을 추가로 그리셔도 됩니다.

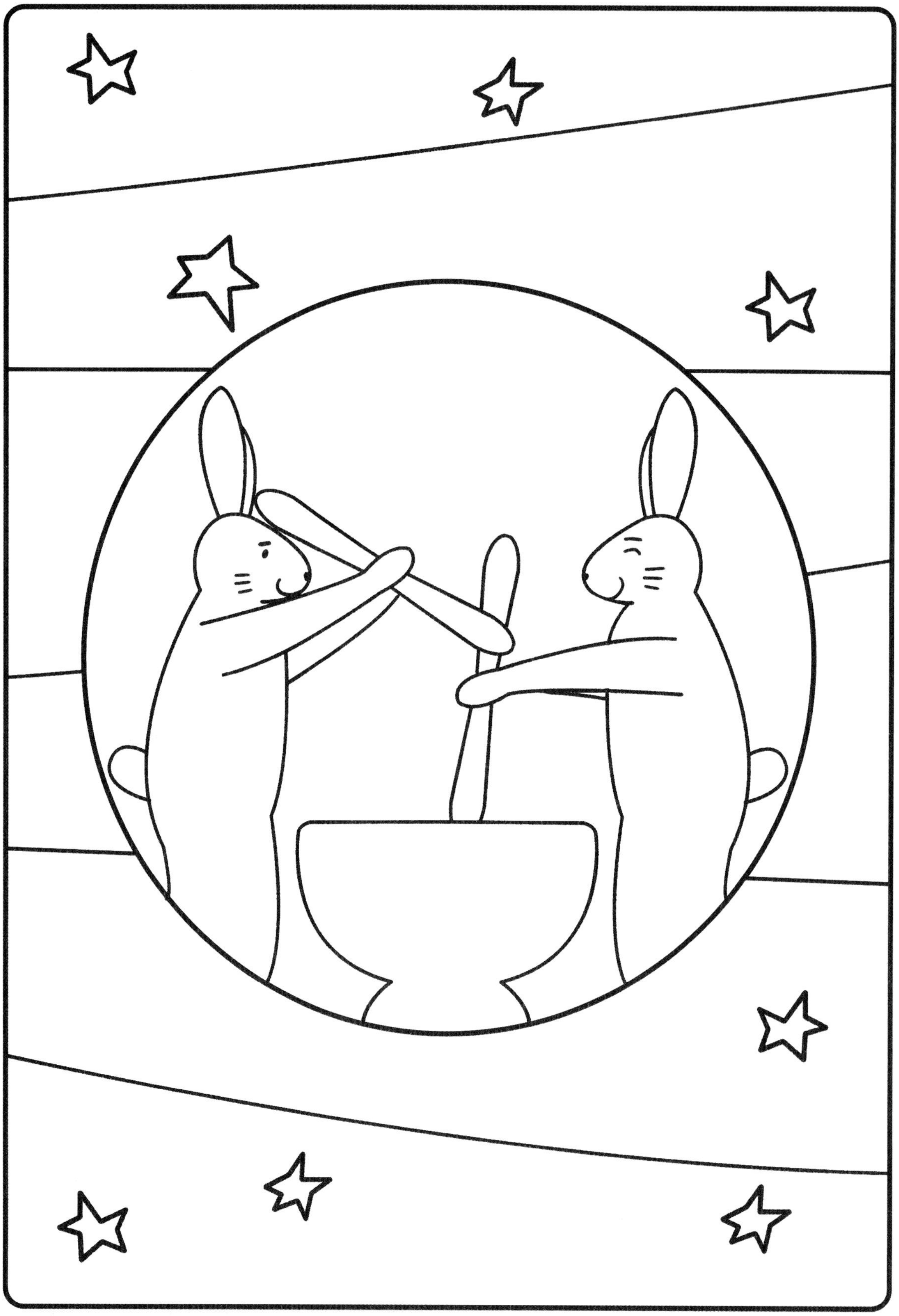

다음 그림을 색칠해보세요.

1. 미로찾기 이름이 무엇인가요?
2. 앞쪽 미로찾기의 어느 부분에 해당하는 것입니까?
3. 페이지는 몇 쪽인가요?

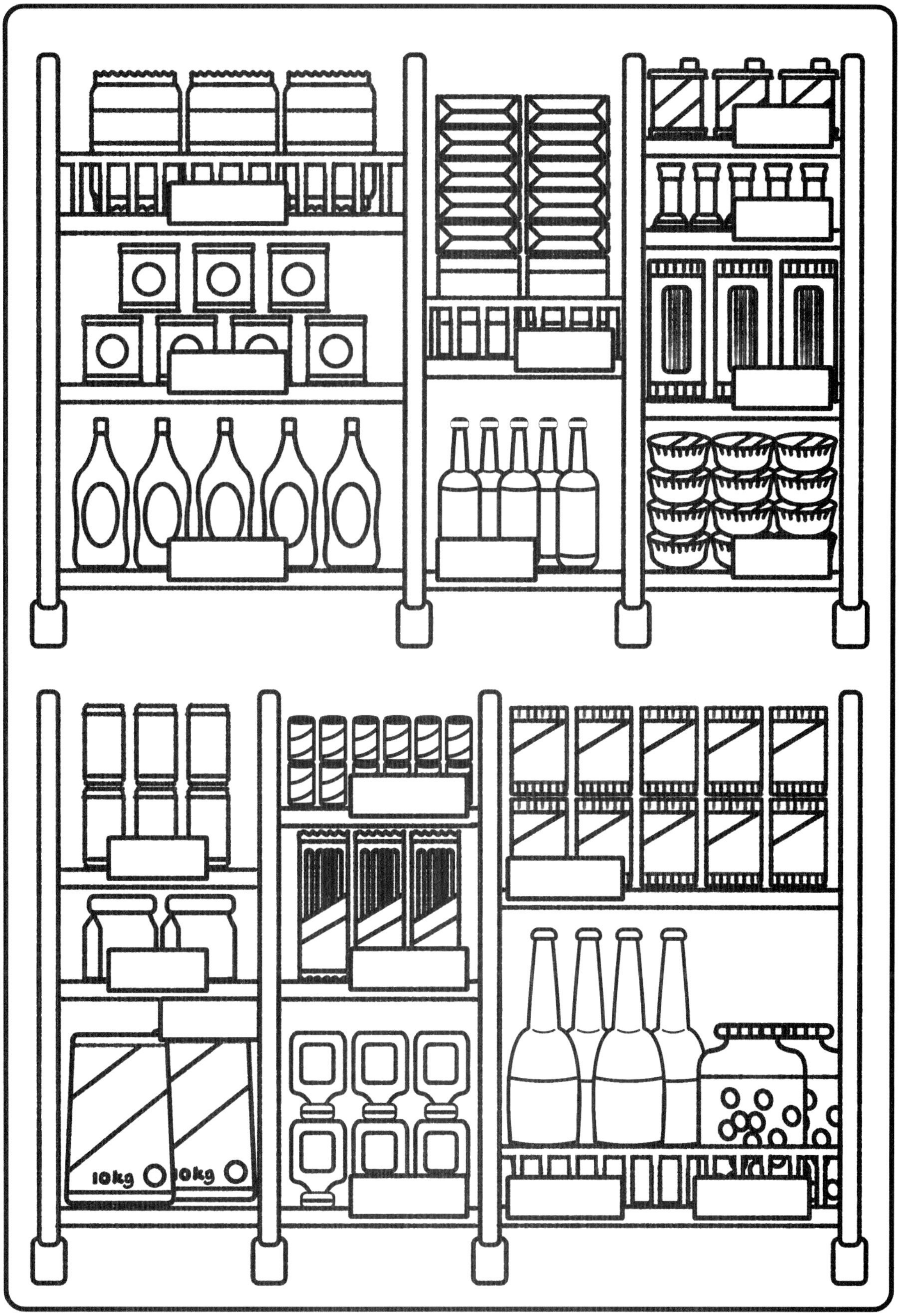

모자이크 꾸미기를 해보세요.

그림에 색종이를 잘게 찢어 붙여 모자이크를 해보세요.

빈공간에 그림을 추가로 그리셔도 됩니다.

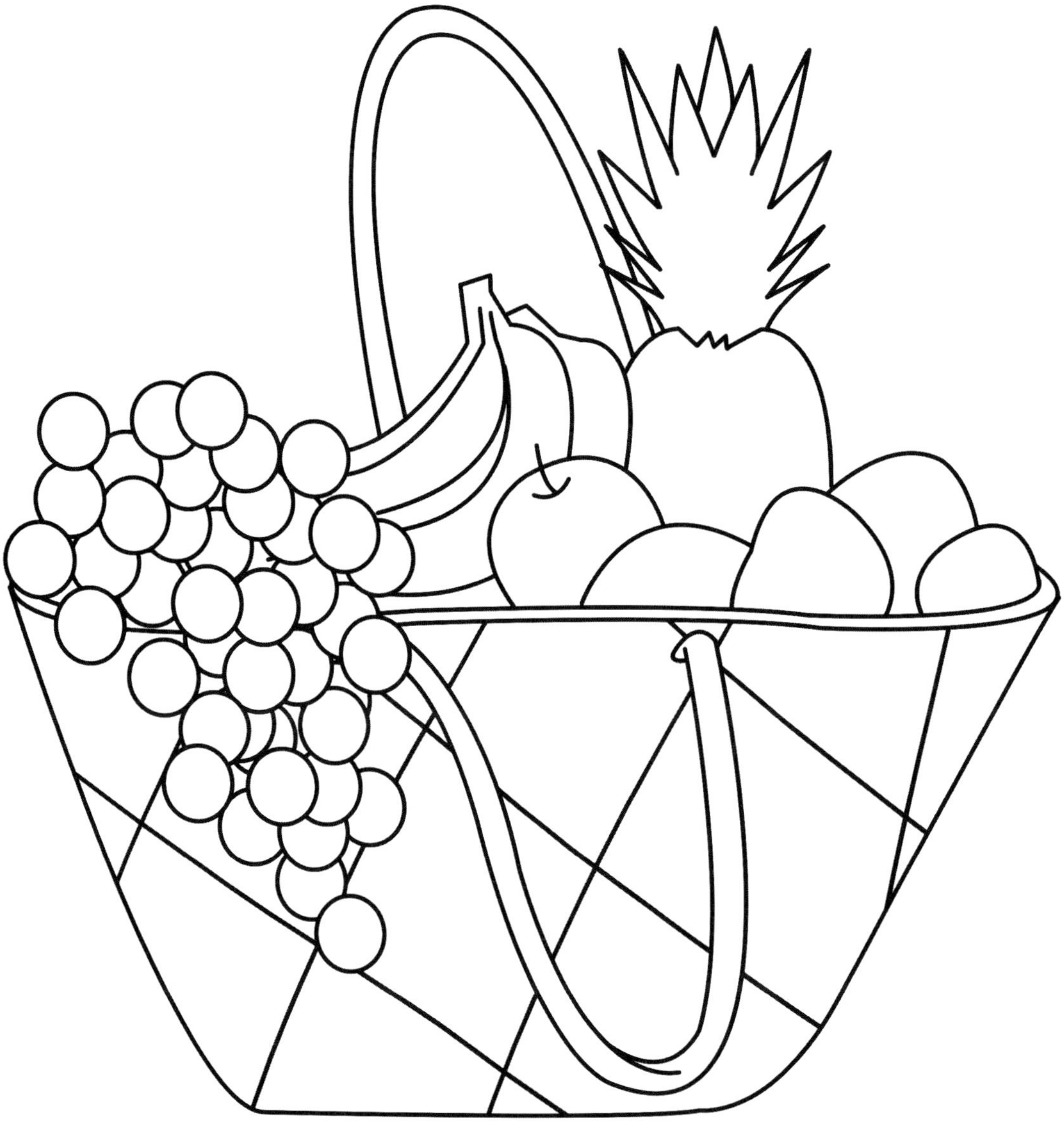

다음 그림을 색칠해보세요.

1. 미로찾기 이름이 무엇인가요?
2. 앞쪽 미로찾기의 어느 부분에 해당하는 것입니까?
3. 페이지는 몇 쪽인가요?

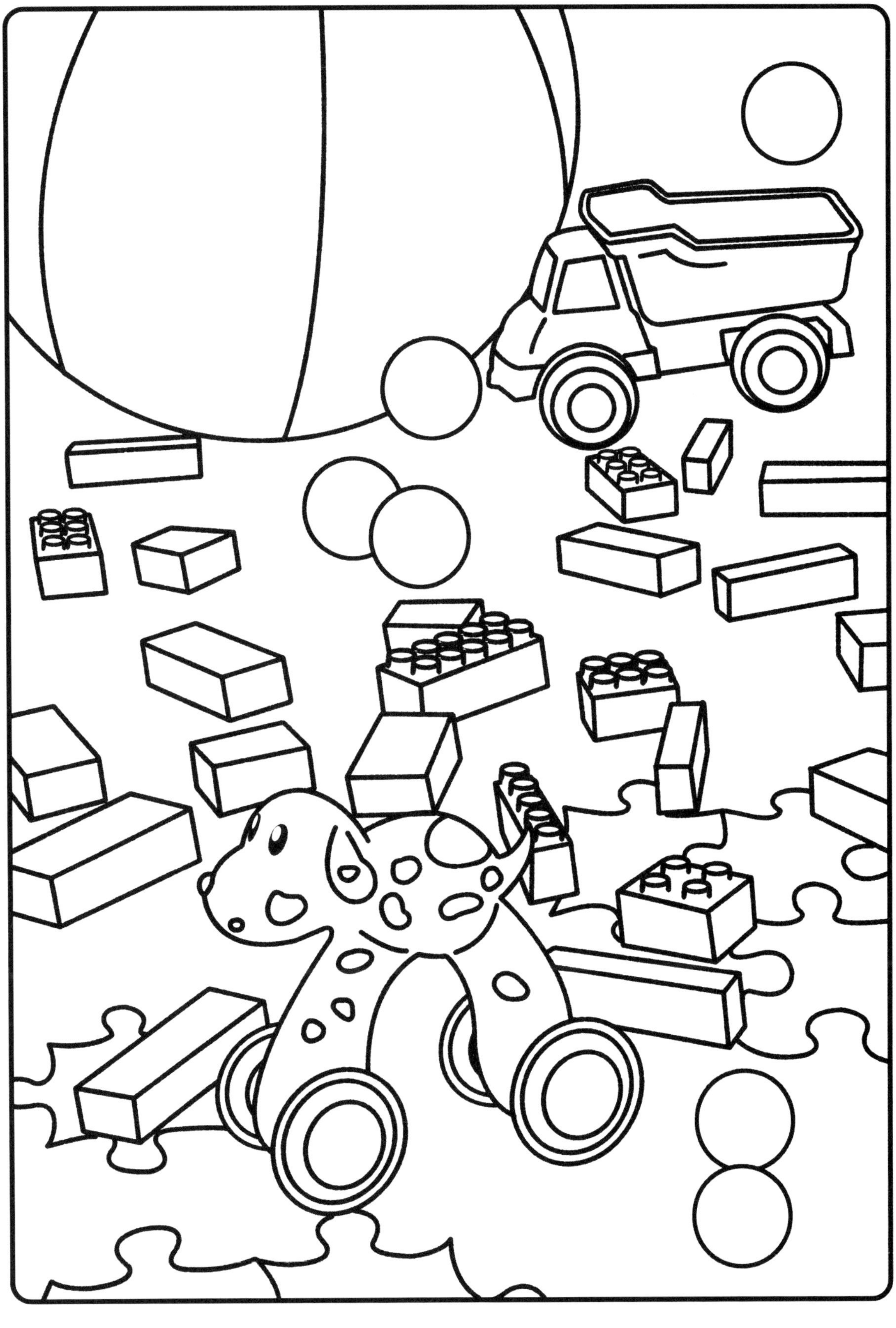

모자이크 꾸미기를 해보세요.

그림에 색종이를 잘게 찢어 붙여 모자이크를 해보세요.

빈공간에 그림을 추가로 그리셔도 됩니다.

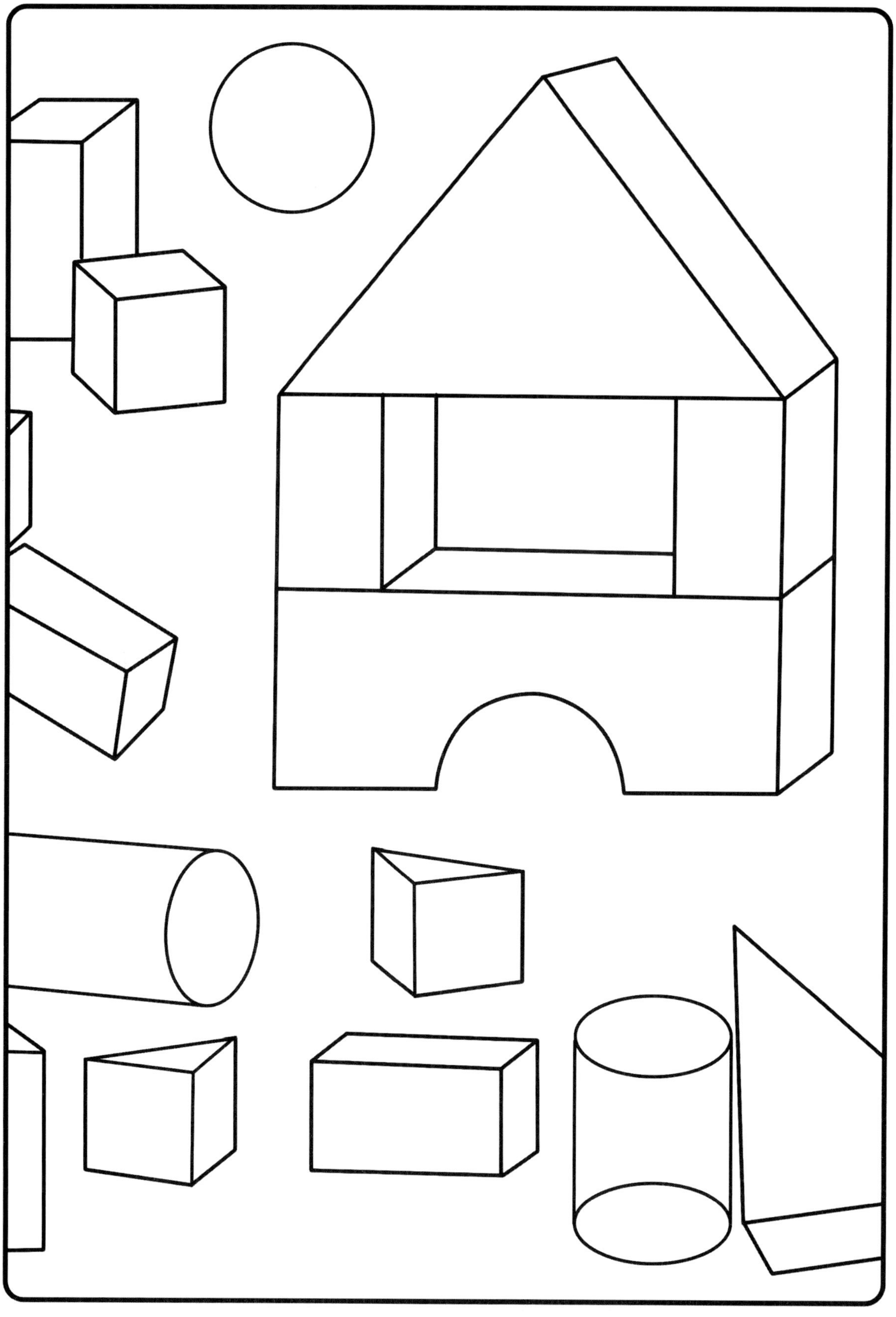

다음 그림을 색칠해보세요.

1. 미로찾기 이름이 무엇인가요?
2. 앞쪽 미로찾기의 어느 부분에 해당하는 것입니까?
3. 페이지는 몇 쪽인가요?

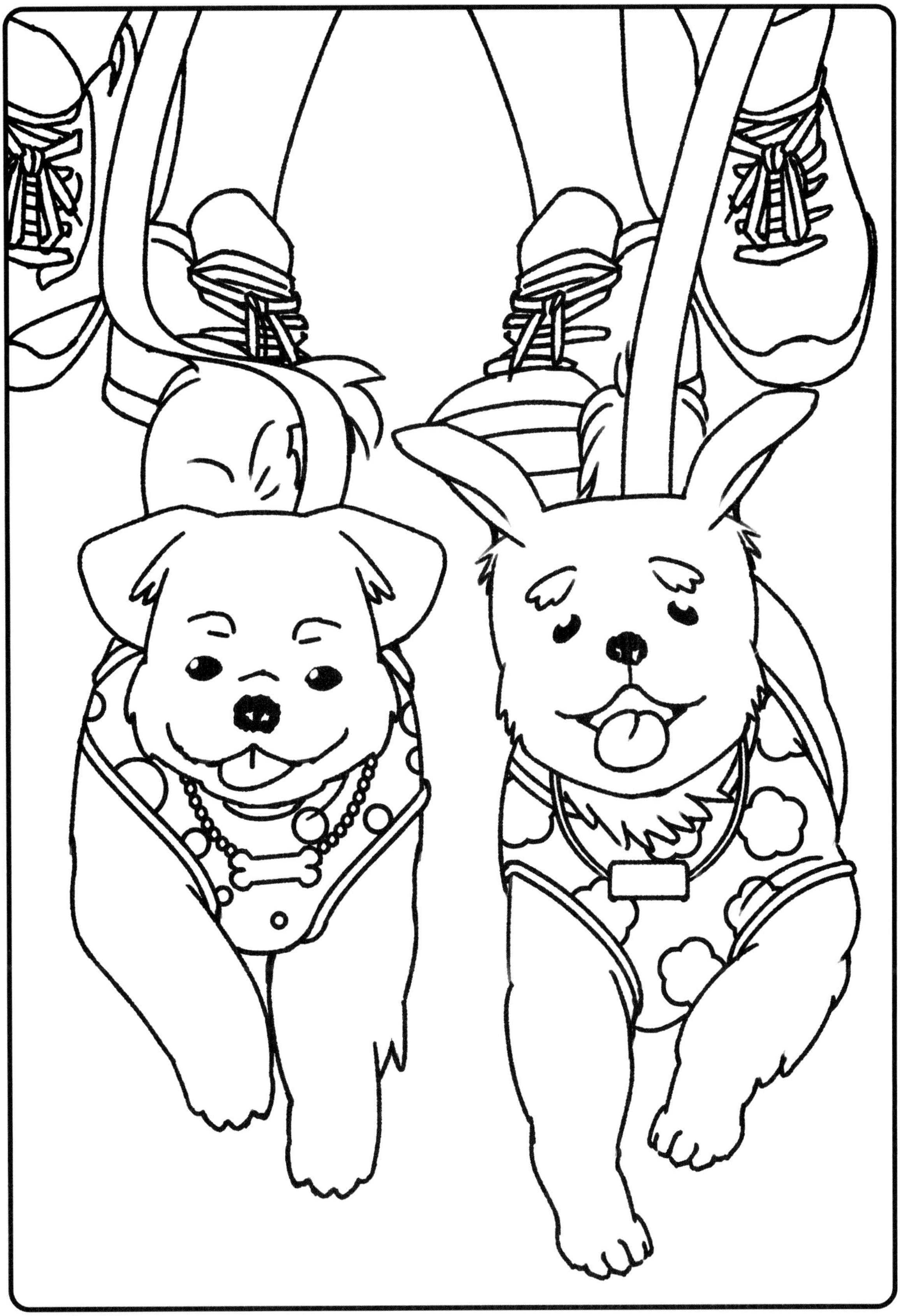

모자이크 꾸미기를 해보세요.

그림에 색종이를 잘게 찢어 붙여 모자이크를 해보세요.

빈공간에 그림을 추가로 그리셔도 됩니다.

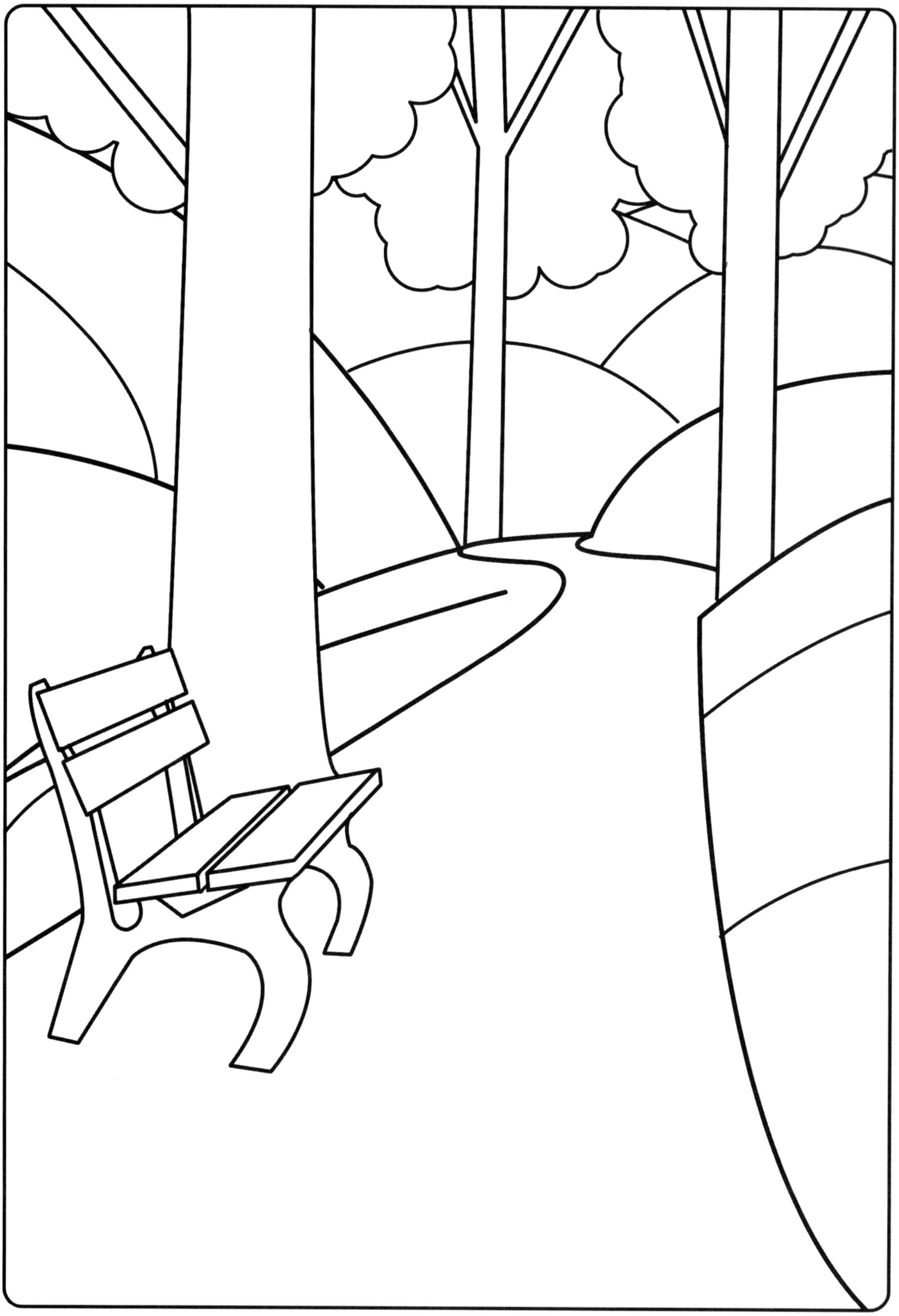

다음 그림을 색칠해보세요.

1. 미로찾기 이름이 무엇인가요?
2. 앞쪽 미로찾기의 어느 부분에 해당하는 것입니까?
3. 페이지는 몇 쪽인가요?

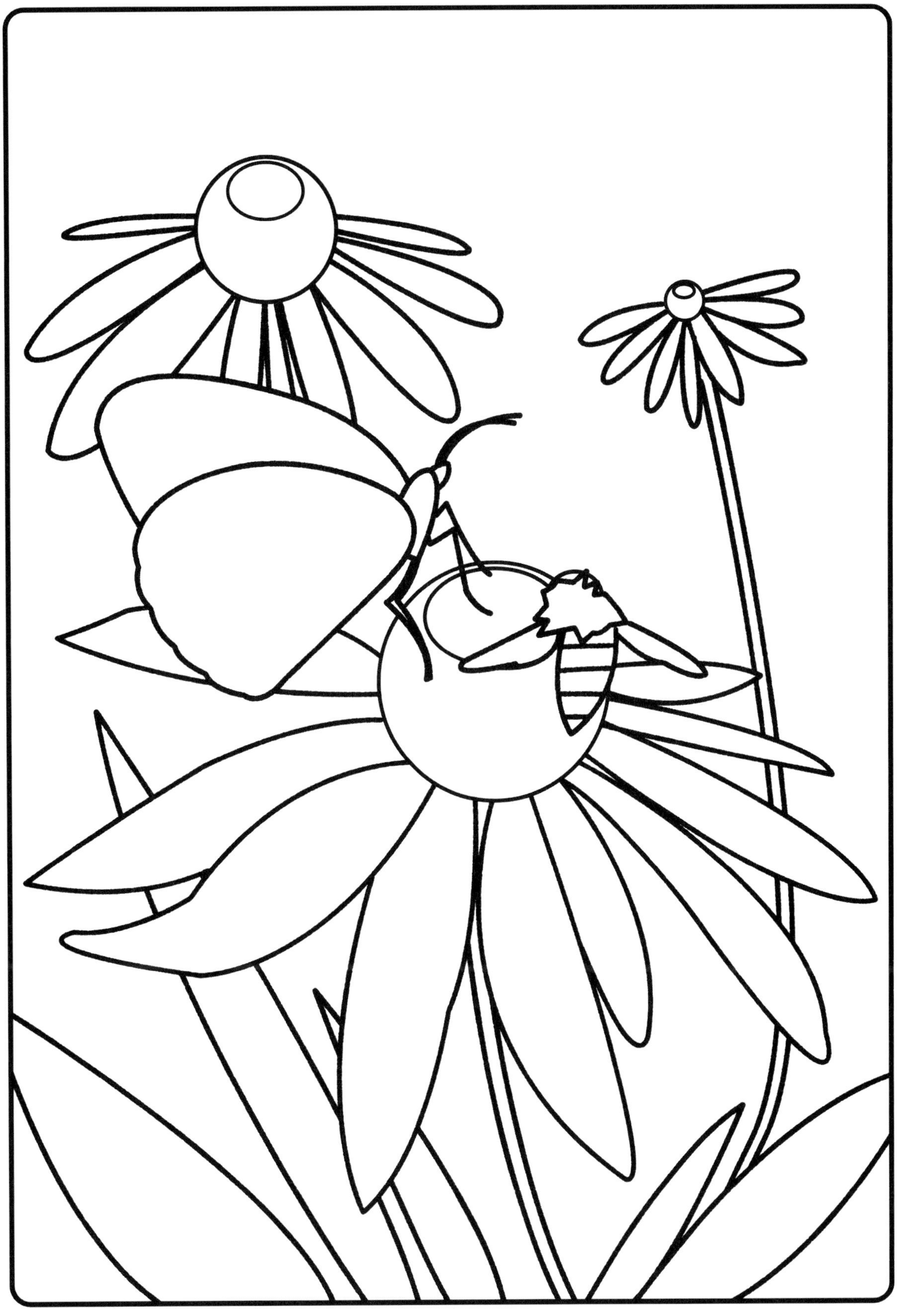

모자이크 꾸미기를 해보세요.

그림에 색종이를 잘게 찢어 붙여 모자이크를 해보세요.

빈공간에 그림을 추가로 그리셔도 됩니다.

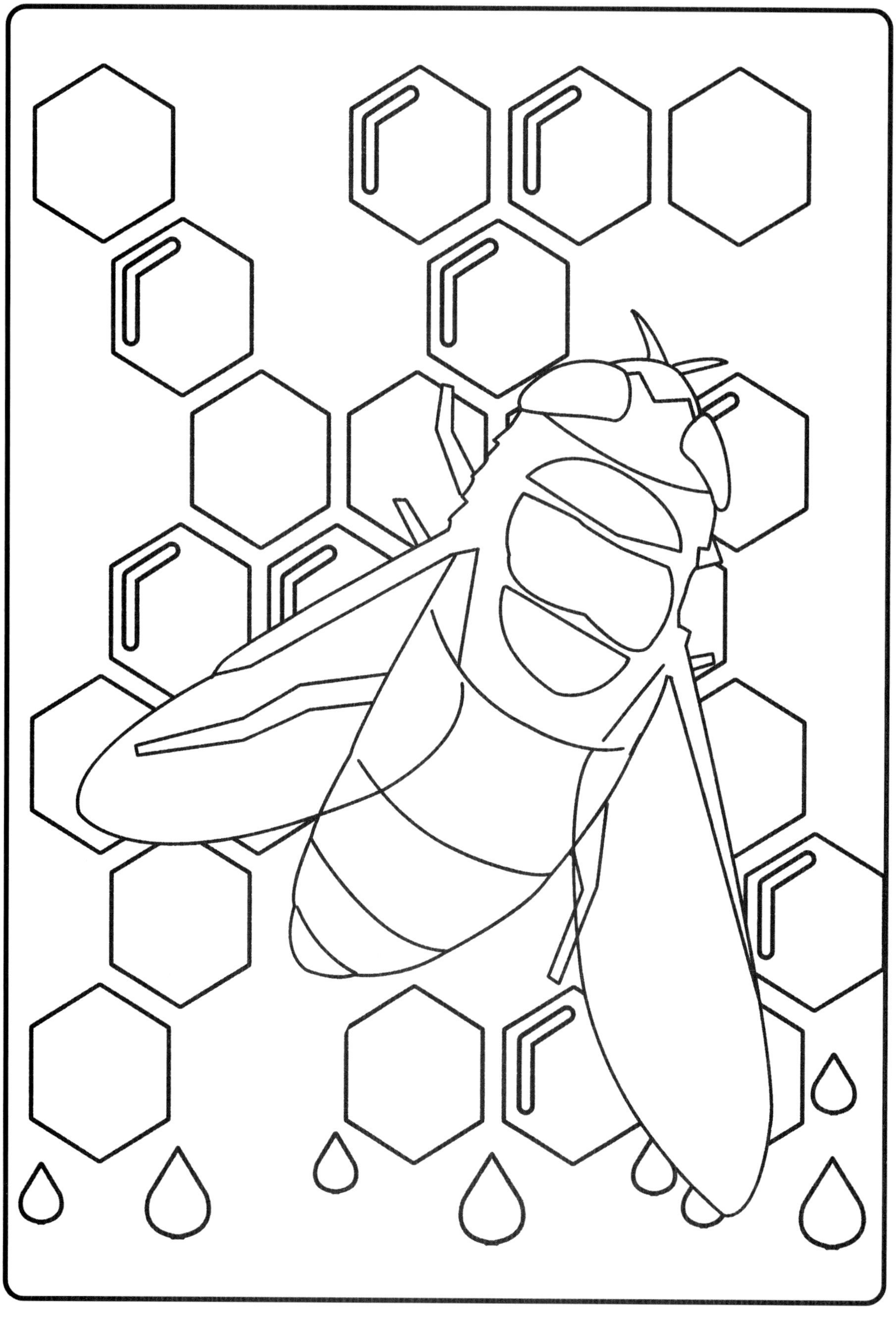

다음 그림을 색칠해보세요.

1. 미로찾기 이름이 무엇인가요?
2. 앞쪽 미로찾기의 어느 부분에 해당하는 것입니까?
3. 페이지는 몇 쪽인가요?

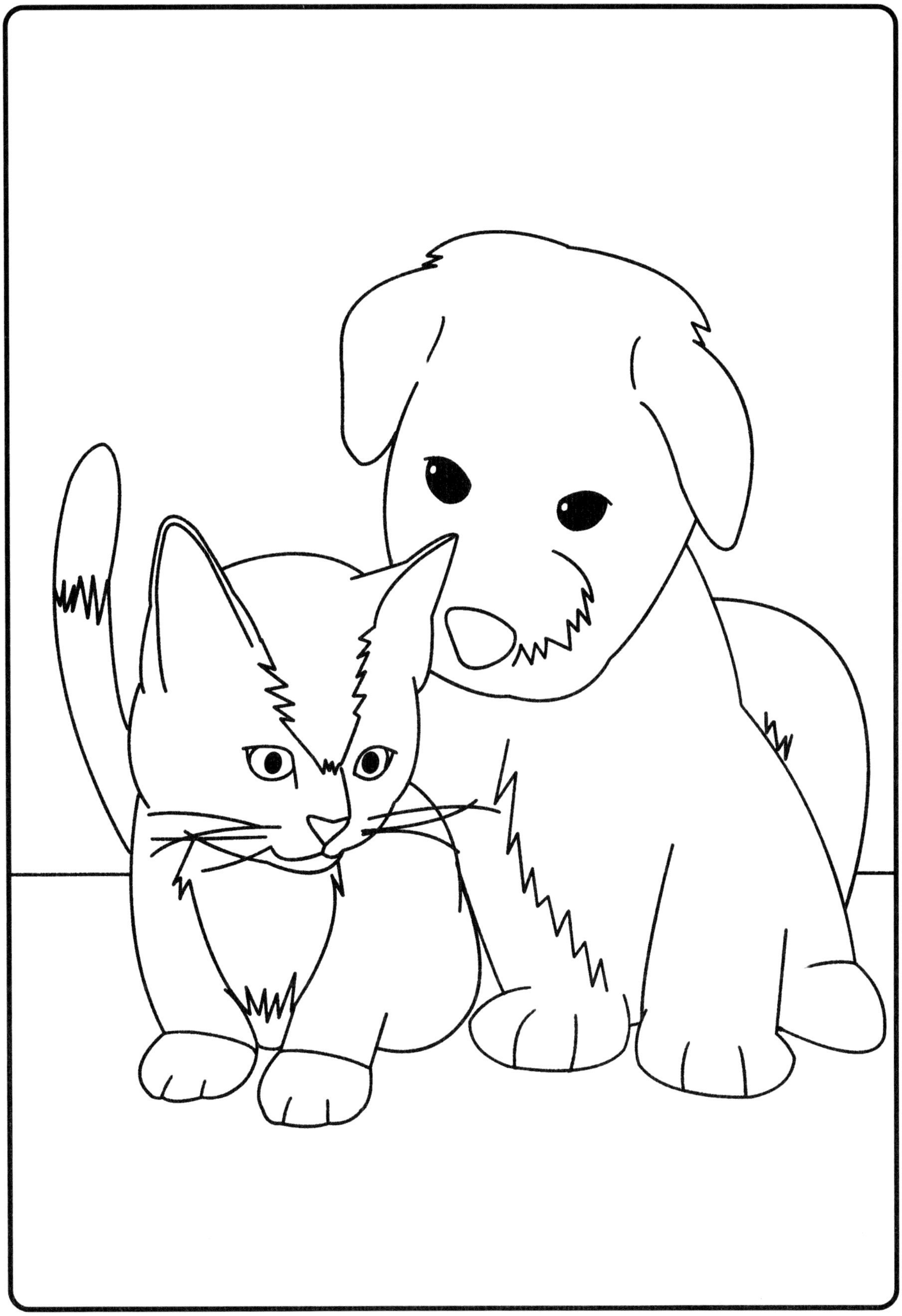

모자이크 꾸미기를 해보세요.

그림에 색종이를 잘게 찢어 붙여 모자이크를 해보세요.

빈공간에 그림을 추가로 그리셔도 됩니다.

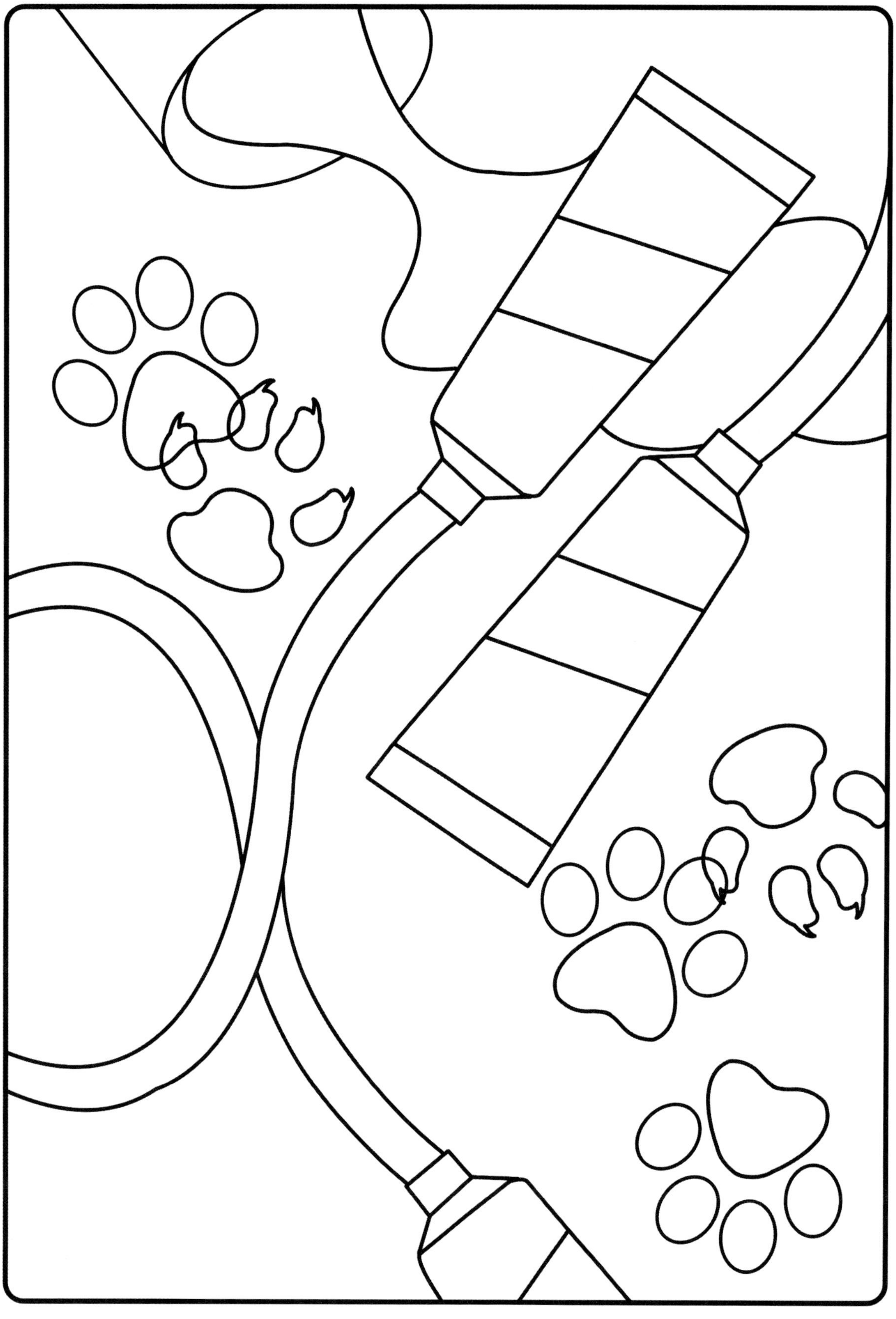

다음 그림을 색칠해보세요.

1. 미로찾기 이름이 무엇인가요?
2. 앞쪽 미로찾기의 어느 부분에 해당하는 것입니까?
3. 페이지는 몇 쪽인가요?

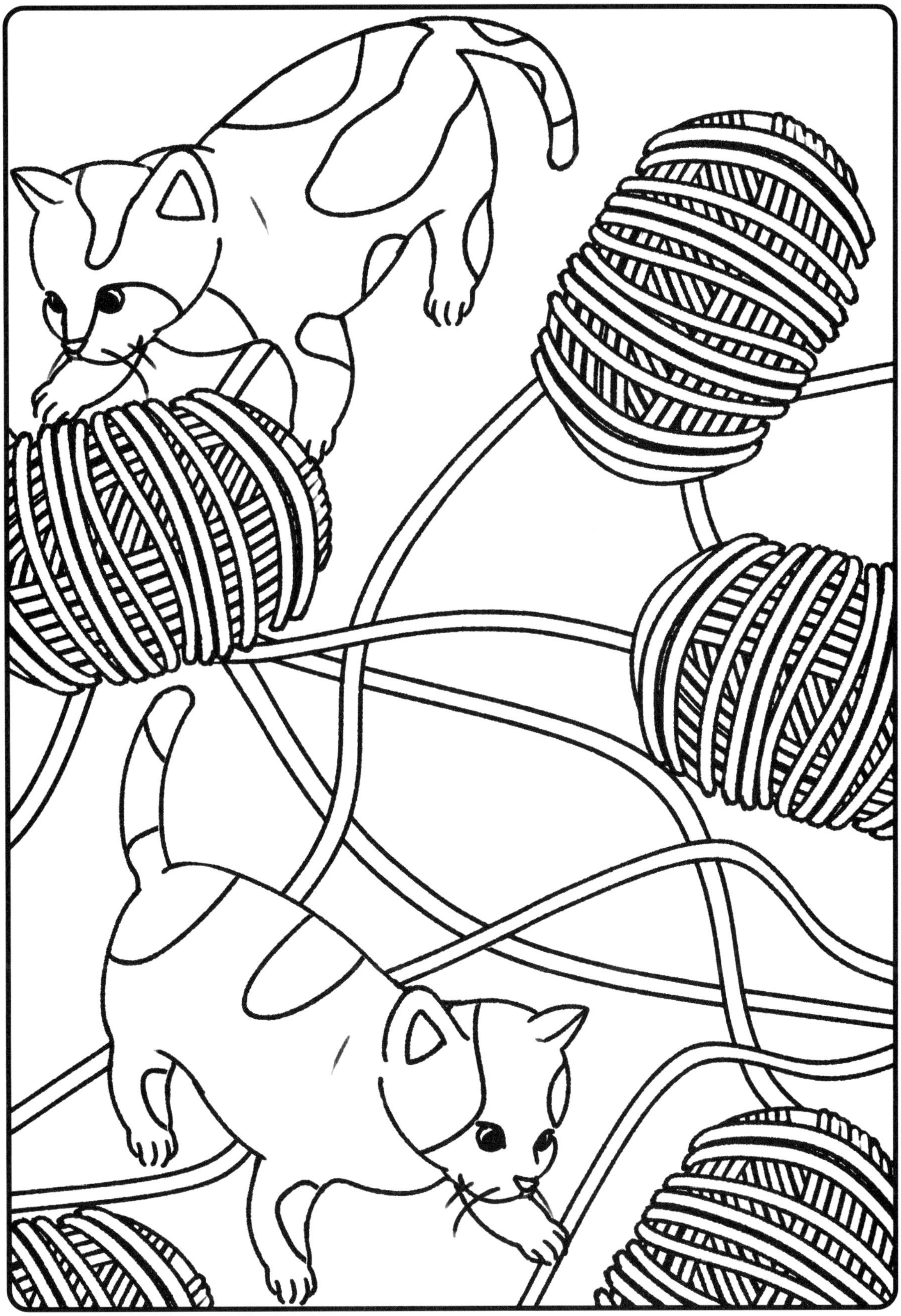

모자이크 꾸미기를 해보세요.

그림에 색종이를 잘게 찢어 붙여 모자이크를 해보세요.

빈공간에 그림을 추가로 그리셔도 됩니다.

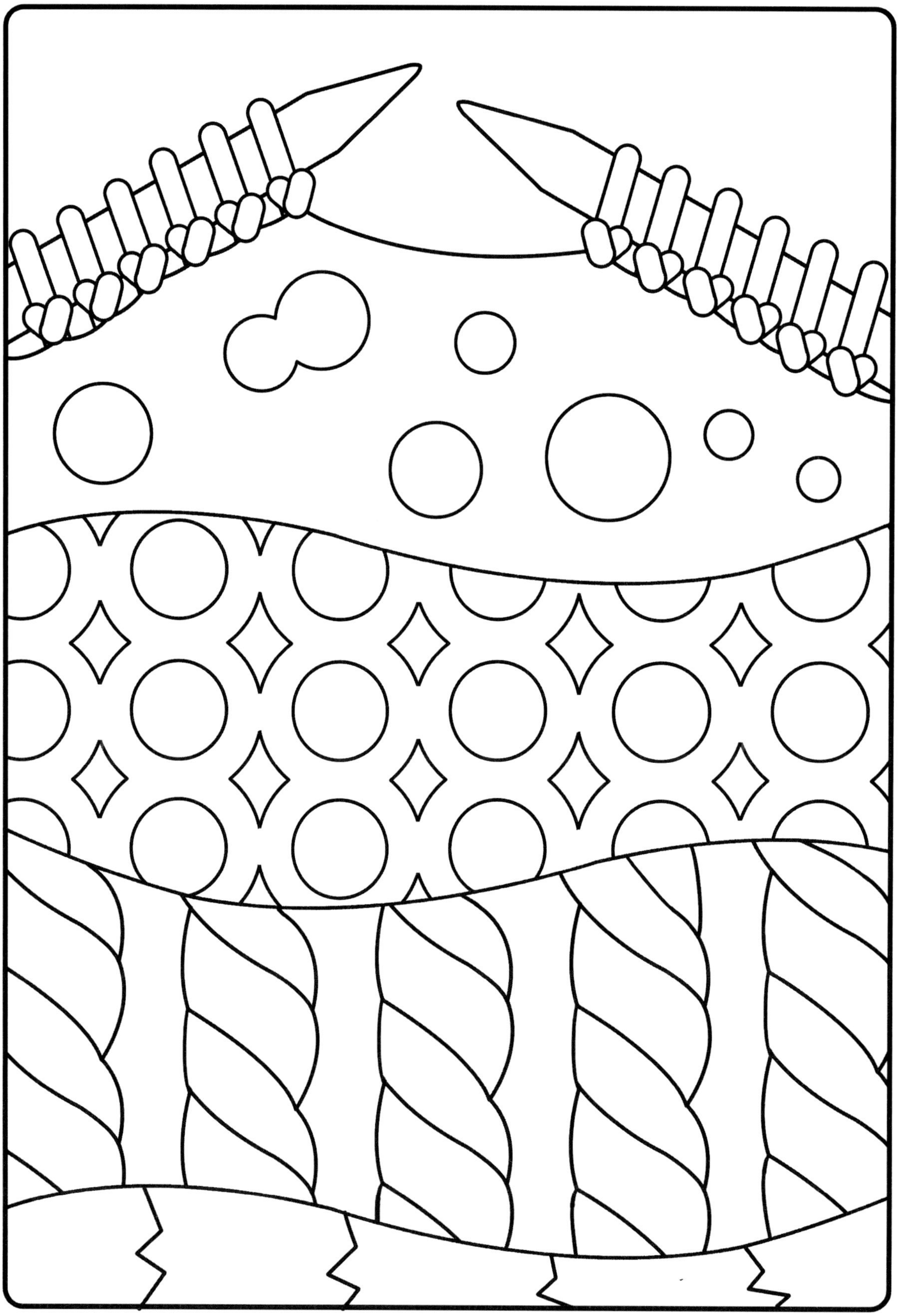

4. 활동가 지도서

2부 이야기 미로찾기

기억회상을 위한 질문과 지도방법입니다.
질문에 대한 올바른 답이 나올 수 있게 도와주세요.
여러 가지 답이 나올 수 있는 것은 정답을 따로 정하지 마시고 다양한 답변을 할 수 있게 도와주세요.
( ) 속의 지도 글은 꼭 읽어보세요.
단답형의 답에는 다른 답에 대한 새로운 질문으로 기억을 회상하게 하세요.
체험을 이야기하는 부분에선 적극적인 경청과 동의로 어르신의 기분을 즐겁게 해주시고, 많은 이야기를 할 수 있게 하세요.
앞에서 다루는 질문은 많지 않습니다. 활동가님이 그림을 보시고 더 재밌는 질문을 많이 만들어 활용하십시오.

12쪽 기억회상 질문
이 동화를 아시는 분 이야기해보실 수 있나요?
(이야기를 유도해보시고 답변이 없으면 활동가님이 결말을 간단히 이야기 해주세요.)
[늑대는 먼저 할머니 댁으로 가서 할머니를 잡아먹고 빨간모자를 기다립니다. 아무것도 모르는 빨간모자는 결국 늑대에게 잡아먹힙니다.]
늑대는 모두 몇 마리인가요? [9마리]
세 마리를 빼면 몇 마리가 남나요? [6마리]
다시 두 마리를 빼면 몇 마리가 남나요? [4마리]
사과는 모두 몇 개인가요? [3개]
소녀가 할머니 댁으로 가면서 사과를 모두 몇 개 주웠습니까? [2~3개]
(사과 2개를 줍거나 3개를 주워도 두 방향 모두 목적지에 도착할 수 있습니다. 2와 3이 아닌 개수는 틀린 것으로 합니다.)

14쪽 기억회상 질문
신데렐라가 타고 가는 마차는 무엇이 변한 것인가요? [호박]
신데렐라가 마차를 타고 어디로 가고 있나요? [무도회장(궁궐)]
신데렐라의 길을 방해하는 것은 어떤 것들이 있나요? [가시덤불, 박쥐]
박쥐는 모두 몇 마리 있습니까? [8마리]
마차는 요즘의 이동수단으로 어느 것과 비슷할까요? [자동차]
직접 자동차를 운전해 보셨나요? (자유로운 답변을 요구하세요)

16쪽 기억회상 질문
이야기의 다음 내용을 이어서 말씀하실 수 있나요? (다양한 이야기가 나오게 이야기를 나눠보세요.)
[나무꾼은 선녀의 옷을 숨기고 하늘로 올라가지 못한 선녀와 결혼을 한다. 노루는 세 아이가 태어날 때까지 선녀의 옷을 숨겨두라 하였지만 나무꾼이 두 아이 얻자 선녀에게 옷을 주고 선녀는 두 아이를 안고 하늘로 돌아

간다. 혼자 슬픔에 빠져 울고 있는 나무꾼에게 노루가 하늘에서 내려오는 물을 긷는 두레박을 알려주고 그 두레박을 타고 나무꾼은 하늘로 올라가 선녀와 아이를 만난다.]
나무꾼이 숨겨주어 목숨을 건진 동물 이름이 무엇이죠? [노루]
선녀에게 가는 길을 막고 있는 방해물은 무엇입니까? [덤불]
덤불은 모두 몇 개 있습니까? [9개]

18쪽 기억회상질문
자라 주변과 그림 전체에서 물고기는 모두 몇 마리 있습니까? [10마리]
용궁에 간 토끼는 어떻게 되었는지 아시는 분은 말씀해 보세요?
(다양한 이야기가 나오게 이야기를 나눠보세요. 이야기를 하시면 이유를 물어보시면서 진행하세요. 아래 답과 관계없는 답변을 하셔도 이야기를 논리적으로 이어갈 수 있게 도와주세요.)
[용궁에 도착하자 용왕의 신하들이 토끼를 잡아 간을 꺼내려 한다. 토끼는 간을 육지에 두고 왔다며 자라가 처음부터 자신의 간이 필요했다고 말했더라면 가지고 왔을 텐데, 그 이야기를 하지 않아 두고 왔다고 대답한다. 용왕이 그 말을 믿지 않자 자신의 밑을 보여 주면서 "하나는 오줌 싸는 구멍, 하나는 똥 싸는 구멍, 하나는 간을 뺐다 들였다 하는 구멍"이라고 대답한다. 용왕은 구멍이 셋 있는 것을 보고는 토끼의 말을 믿고 간을 가져오라며 자라와 함께 육지로 돌려보낸다. 자라 등에 업혀 육지에 돌아온 토끼는 자라에게 간을 넣었다 뺐다 하는 게 어디 있냐며 자신을 속인 자라에게 욕을 하고 산속으로 도망간다.]

20쪽 기억회상 질문
사탕의 색깔은 모두 몇 가지입니까? [5가지]
사탕의 색을 말씀해보세요? [빨강, 주황, 연두, 파랑, 노랑]
빨강색 사탕은 몇 개인가요? [5개]
파랑색 사탕은 몇 개인가요? [2개]
헨젤이 입고 있는 윗옷과 같은 색의 사탕은 몇 개입니까? [연두색 4개]
사탕이 한개 두 개씩 흩어져 있습니다. 그룹별로 개수를 설명해보세요?
[1개 하나, 2개 둘, 3개 넷]
과자 집의 굴뚝은 우리가 좋아하는 먹을거리를 닮았는데 무엇일까요? [아이스크림]

22쪽 기억회상 질문
셋째 돼지가 짓는 집은 어떤 집인가요? [벽돌집]
그림에서 짚단은 모두 몇 개 있습니까? [9개]
그림을 보면 어떤 계절일까요? [가을]
늑대는 셋째 돼지를 잡아먹나요? [아니요]
늑대는 어떻게 되나요? (다양한 이야기가 나오게 이야기를 나눠보세요)
[늑대는 셋째 돼지를 잡아먹으려고 온갖 속임수를 쓰지만 번번이 당하고 만다. 결국 셋째 돼지 집의 굴뚝으로 들어가다가 돼지가 준비한 끓는 물에 빠져 셋째 돼지의 밥이 되고 만다.]

24쪽 기억회상 질문
흥부와 놀부는 모두 아시는 이야기지요? (다양한 이야기가 나오게 이야기를 나눠보세요)
흥부의 형 이름이 무엇인가요? [놀부]
제비가 가을에 날아간 곳이 어디인가요? [강남]

제비가 돌아오는 계절은 언제인가요? [봄]
흥부와 놀부 이야기를 재밌게 하실 수 있는 분 계신가요?
(다양한 이야기가 나오게 이야기를 해보세요, 이야기를 하시면 이유를 물어보시면서 진행하세요.)
박씨를 심어 얻은 것이 무엇인가요? [박을 얻었는데 박 속에서 온갖 진귀한 보화가 나왔다.]
(박씨에서 박이 나오는게 당연한데 이 박은 크기가 아주 커서 톱으로 잘라야 할 정도입니다. 무엇이 나왔습니까? -추상적인 대답이 나오면 그에 따른 질문을 해보세요.)

26쪽 기억회상 질문
새끼호랑이들이 왜 사람이 매는 하얀색 댕기를 매고 있을까요?
[새끼호랑이들은 아버지 호랑이가 할머니가 돌아가시자 본래 사람이었던 본질을 잊지 않기 위해 매게 했고, 할머니 돌아가신 후 시름시름 아프던 아비 호랑이가 죽자 흰색댕기를 매고 있습니다.]
호랑이 새끼는 모두 몇 마리인가요? [3마리]
검은 새는 몇 마리인가요? [7마리]
새와 호랑이 숫자의 차이는 얼마입니까? [7-3=4]
호랑이 발자국 많이 있습니다, 세어보세요? [38개]
(수를 세는 과정의 반복 연습을 위한 질문입니다. 하나씩 숫자를 표기하며 세어보시게 도와주세요.)
호랑이 한 마리가 한번 일어났을 때 만들 수 있는 발자국 수는 몇 개입니까? [4개]

28쪽 기억회상 질문
어느 사다리를 타야 왕자님이 계신 궁궐로 갈 수가 있나요? [두 번째 사다리]
인어공주의 이름은 무엇이죠? [에어리얼]
인어공주가 인간의 다리를 얻기 위해 마녀에게 준 것은 무엇입니까? [목소리]
인어공주 이야기를 이어서 하실 수 있는 분 있나요?
(다양한 이야기가 나오게 이야기를 해보세요, 이야기를 하시면 이유를 물어보시면서 진행하세요.)

30쪽 기억회상질문
다음 이야기를 아시는 분이 계십니까? (다양한 이야기가 나오게 이야기를 해보세요.)
[소원을 들어주는 요정 덕분에 알라딘은 공주와 결혼을 하고 멋진 성과 보석도 얻게 된다. 다시 나타난 마법사는 공주를 꾀어 요술 램프를 가짜 램프로 바꿔놓고 램프의 요정을 불러 공주와 멀리 떠나고, 이를 알게 된 알라딘은 마법사에게 받은 반지로 마법사를 찾아 마법사를 물리치고 공주를 구해온다.]
이 이야기는 어느 나라 이야기일까요? [아랍(중동)의 나라들]
우리나라에서 어느 방향에 있는 나라들입니까? [서쪽]
방해물이 무엇일까요? [먹구름, 독수리]
먹구름 사이에 날아다니는 새 이름이 무엇인가요? [독수리]
새는 모두 몇 마리 있습니까? [3마리]
그림에서 새는 먹구름과 어떤 차이가 있나요? [머리부분과 꽁지부분이 하얗고 노란부리와 발을 가지고 있다.]
별이 아주 많이 있습니다. 별 숫자를 세어보세요. [49개]
(수를 세는 과정의 반복 연습을 위한 질문입니다. 하나씩 숫자를 표기하며 세어보시게 도와주세요.)
요술램프가 생긴다면 무엇을 하고 싶은가요?
(다양한 이야기가 나올 수 있도록 유도해 보시고 또 그렇게 이야기 한 이유도 여쭈어보세요.)

32쪽 기억회상 질문
다음 이야기를 아시는 분이 계십니까?
(다양한 이야기가 나올 수 있도록 유도해 보시고 또 그렇게 이야기 한 이유도 여쭈어보세요.)
[이 이야기를 전해들은 이웃의 욕심쟁이 나무꾼이 정직한 나무꾼의 흉내를 내고자 하였다. 그러나 그는 금도끼, 은도끼마저 자기 것이라고 대답하여 신령님의 노여움을 사 금도끼, 은도끼는커녕 제 쇠도끼마저 잃고 말았다.]
잃어버린 쇠도끼까지 포함해서 나무꾼은 모두 몇 개의 도끼를 얻었나요? [3개]
그루터기는 모두 몇 개입니까? [14개]
잘려진 나무는 모두 몇 그루 입니까? [14그루] (그루터기가 14개이므로 잘려진 나무도 14그루)

34쪽 기억회상 질문
어느 사다리를 타야 쑥과 마늘만 있는 동굴로 내려가나요? [오른쪽 끝 사다리]
단군신화의 다음을 이야기하실 분계신가요?
[곰은 환웅의 말대로 쑥과 마늘만으로 사람이 되었는데, 호랑이는 견디지 못하고 굴을 뛰쳐나가 결국 사람이 못되고 말았다.]
곰과 호랑이는 사람이 되기 위해 누구를 찾아갔나요? [환웅]
다른 동굴에 있는 야채는 무엇인가요? [당근, 감자, 고구마]
그림에서 호랑이는 어떤 사람이 되고 싶은가요? [남자]
곰이 사람이 되어 불린 이름은 무엇인가요? [웅녀]

36쪽 기억회상 질문
토끼와 거북이의 이야기와 비슷한 이야기를 하실 분계십니까?
(다양한 이야기가 나올 수 있도록 유도해 보시고 또 그렇게 이야기 한 이유도 여쭈어보세요.)
방해물은 무엇인가요? [덤불과 함정]
모두 몇 개 인가요? [덤불 7개, 함정 8개, 모두 15개]
현재 육상경기에서 가장 빠른 달리기는 몇 미터 달리기 인가요? [남자 100미터]
올림픽 육상경기에서 가장 오랜 시간 달리는 경기는 무엇인가요? [마라톤]

38쪽 기억회상 질문
서울로 간 시골쥐의 뒷이야기를 회상해보세요.
[서울의 한 건물에 도착한 서울쥐는 시골쥐가 본 적이 없던 음식들을 보여주었다. 시골쥐는 서울쥐의 답례 덕분에 맛있는 음식들을 먹고 있었다. 이 때 누군가가 문을 열자 시골쥐와 서울쥐는 좁은 구멍을 찾기 위해 쏜살같이 달아난다.
시골쥐와 서울쥐가 다시 음식을 먹으려고 하자 또 다시 누군가가 들어온다. 시골쥐는 서울쥐에게 "훌륭한 성찬을 준비했지만 이렇게 위험이 많은 곳은 질색이야. 나는 밭에서 음식을 먹는 것이 더 좋아. 그 곳이라면 안전하고 무서운 것도 없이 살 수 있으니까."라고 말하면서 급히 돌아갔다.]
어릴 때 쥐를 잡아보셨나요?
(다양한 이야기가 나올 수 있도록 유도해 보시고 또 그렇게 이야기 한 이유도 여쭈어보세요.)
내가 살았던 시골(서울, 도시)에 대해 말씀해보세요.
(다양한 이야기가 나올 수 있도록 유도해 보시고 또 그렇게 이야기 한 이유도 여쭈어보세요.)
기억에 남는(추억) 이야기를 간단히 차례대로 이야기해보세요.
(다양한 이야기가 나올 수 있도록 유도해 보시고 또 그렇게 이야기 한 이유도 여쭈어보세요.)

40쪽 기억회상 질문
미운 오리 새끼는 원래 어떤 새였습니까? [백조]
그림에는 하얀 백조가 모두 몇 마리 있습니까? [2마리]
미운 오리도 백조였으니 백조는 모두 몇 마리 입니까? [3마리]
오리는 모두 몇 마리 입니까? [5마리]
길을 막는 붉은 게는 몇 마리입니까? [9마리]
붉은 게 숫자에서 오리와 백조를 합한 숫자의 차이는 어떻게 되나요?
수식으로 표기해보세요. [9-(5+3)=1]

42쪽 기억회상 질문
어느 나라 이야기인지 아시는 분계시나요? [일본]
이 복숭아는 먹으면 몸에 변화가 있답니다. 어떤 변화가 있을까요? [젊어집니다.]
장애물은 무엇인가요? [나무다리]
장애물은 몇 개가 있나요? [14개]
다음이야기를 아시는 분이 계십니까?
[몇 년이 흐르고, 복숭아 동자는 약탈을 일삼는 괴물을 없애기 위해 부모 곁을 떠나, 괴물이 살고 있는 섬으로 가게 되었습니다. 여행을 떠나게 된 복숭아 동자는 도중에 말하는 개와 원숭이, 꿩을 만나 함께 길을 가게 되었습니다. 섬에 도착한 복숭아 동자와 동물 친구들은 괴물들의 요새로 쳐들어가 괴물들의 대장과 그의 군대를 패배시키고 항복을 받아내었습니다. 복숭아 동자는 자신의 친구들과 함께 집으로 돌아오고, 그의 가족들과 함께 오래도록 행복하게 살았답니다.]

44쪽 기억회상 질문
다음 이야기를 아시는 분 있나요?
[마녀가 라푼젤의 머리카락을 타고 탑을 오르는 것을 보고 마녀가 없는 사이 왕자도 같은 방법으로 탑에 올라갔습니다. 라푼젤과 왕자는 곧 사랑에 빠졌고 얼마 지나지 않아 마녀는 두 사람의 관계를 알게 되었습니다. 화가 난 마녀는 라푼젤의 머리를 잘라 들판으로 내쫓고, 이 사실을 모른 채 탑에 찾아온 왕자는 마녀에 의해 가시덤불 위로 떨어져 시력을 잃었습니다. 7년 후, 여기저기를 떠돌던 왕자는 쌍둥이 아이를 낳아 살고 있던 라푼젤과 재회하고, 라푼젤의 눈에서 떨어진 눈물이 왕자의 시력을 회복시켜 왕자와 라푼젤, 그리고 두 아이는 왕자의 나라로 돌아가 행복하게 살았답니다.]
라푼젤은 무슨 뜻인가요? [독일 양배추]
꽃무더기가 길을 막고 있네요. 모두 몇 개인가요? [10개]
탑으로 올라가는 방법은 무엇인가요? [라푼젤의 긴 머리카락을 밧줄로 이용하여]

46쪽 기억회상 질문
견우와 직녀가 만날 수 있는 다리 이름이 무엇인가요? [오작교]
오작은 어떤 새를 말하나요? [까마귀와 까치]
이날 내리는 비를 뭐라고 하는지 아시나요?[칠석물, 견우와 직녀가 흘리는 눈물]
(밤에 내리는 비는 상봉한 기쁨의 눈물이고, 새벽에 내리는 비는 이별의 눈물이랍니다.)
둘의 길을 방해하는 것은 무엇입니까? [번개]
노란색 번개는 몇 개인가요? [9개]

붉은색 번개는 몇 개인가요? [8개]
견우는 무슨 일을 하는 사람인가요? [소를 키우는 일]
직녀는 무슨 일을 하는 사람인가요? [베를 짜는 일]

48쪽 기억회상 질문
임금님 귀가 어느 동물을 닮았나요? [당나귀]
복두장이는 마음이 답답하여 어디에서 "임금님 귀는 당나귀 귀"라고 외쳤습니까? [대나무 숲]
장애물은 어떤 동물인가요? [당나귀]
몇 마리 있습니까? [9마리]
간직하고 있는 비밀 이야기가 있습니까?
(이 미로찾기는 할아버지 할머니가 허심탄회하게 속마음을 열어보게 만든 것입니다. 많은 분들이 계시는 곳에선 비밀스러운 이야기는 하지 않도록 하십시오. 활동가님께 말씀하신 이야기는 비밀에 붙이시고 누구에게도 전하지 않는다는 약속을 하시기 바랍니다.)

50쪽 기억회상 질문
다음 이야기를 아시는 분 계세요?
(다양한 이야기가 나올 수 있도록 유도해 보시고 또 그렇게 이야기 한 이유도 여쭈어보세요.)
[이러한 괴 소문을 들은 어떤 사람이 자원하여 철산 부사로 부임을 합니다. 그는 자매의 혼령을를 만나 그 억울한 이야기를 듣고 허씨를 처형한 뒤 연못에서 두 자매의 시신을 건져 내어 무덤을 만들어 줍니다. 그 뒤 배좌수는 다시 장가들어 두 딸의 현신인 쌍둥이 딸을 낳습니다. 이들은 자라서 평양의 거부 쌍둥이 아들과 결혼하여 행복하게 살았답니다.]
배무룡의 첫째딸 이름은 무엇입니까? [장화]
작은 딸 이름은 무엇인가요? [홍련]
쌍둥이는 몇 명을 말하나요? [두 명 이상]

다음은 어르신들의 가족에 대한 간단한 질문들을 해보세요. (다양한 답이 나올 수 있습니다.)
자식이 있습니까?
자식은 몇 명을 두셨습니까?
아들 이름이 무엇인가요?
딸 이름은 무엇인가요?
손주들은 몇 명인가요?
손주들의 이름을 적어보세요?

52쪽 기억회상 질문
앨리스는 무엇을 먹으면 몸이 커지나요? [이상한 물약]
어떻게 하면 작아지나요? [하얀 토끼의 부채를 부치거나 과자를 먹으면]
장애물은 무엇이 있나요? [트럼프 병정, 홍학, 호랑이, 물약]
장애물은 몇 개가 있나요? [10개]
앨리스가 한 크로켓 게임은 어떤 것인가요?
[나무망치로 공을 쳐서 기둥문을 통과시키는 구기종목, 우리나라에서 많이 하는 게이트볼의 원형이다.]
트럼프 병정의 이름과 수를 말해보세요?

[스페이드2, 다이아몬드 에이스, 크로버 에이스, 크로버4, 하트4, 하트5]

54쪽 기억회상 질문
베짱이는 어떻게 되었을까요?
[자기의 나태함을 반성하고 개미의 도움으로 먹을 것을 구해 목숨을 부지합니다.]
(다양한 이야기가 나올 수 있도록 유도해 보시고 또 그렇게 이야기 한 이유도 여쭈어보세요.)
장애물은 어떤 것들이 있나요? [사과, 벌레, 딸기, 과자, 귤, 치즈]
모두 몇 개가 있나요? [15개]
길을 막고 있는 것 중 가장 수가 많은 것은 무엇이고 몇 개인가요? [벌레, 6마리]
딸기는 몇 개 있나요? [7개]
크기가 가장 큰 장애물은 무엇인가요? [사과]

56쪽 기억회상 질문
이야기의 다음을 이야기하실 수 있나요?
고양이는 구슬을 어떻게 되찾았나요? (두 질문이 연관되어 있습니다. 다양한 이야기가 나올 수 있도록 유도해 보시고 또 그렇게 이야기 한 이유도 여쭈어보세요.)
[개가 고양이에게 구슬을 잘 물고 있느냐고 물었습니다. 그러나 고양이는 구슬을 물고 있었으므로 입을 열어 대답할 수가 없었습니다. 하지만 개가 계속해서 고양이에게 물었고, 결국 고양이는 화를 내며 그렇다고 대답하다가 그만 물속에 구슬을 빠뜨리고 말았습니다. 개는 고양이에게 화를 내며 그대로 집으로 돌아갔고, 고양이는 실망한 모습의 주인 노부부를 생각하며 강가에 앉아있었습니다.
이때 어부들이 그물을 걷다가 죽은 고기라며 고기 한 마리를 버렸습니다. 고양이는 배가 고파 그 물고기를 덥석 물어다가 먹었습니다. 그러자 그 물고기의 뱃속에서 그 구슬이 나오는 것이었습니다. 그 물고기는 구슬을 삼켜 죽은 것이었습니다. 고양이는 기쁜 마음에 구슬을 물고 집으로 돌아가 노부부에게 건네주었습니다. 노부부는 다시 큰 부자가 되어 살게 되었고 고양이를 더욱 예뻐하여 항상 집안에서 키우게 되었습니고, 개는 마당을 지키게 되었습니다. 이때부터 고양이와 개의 사이가 지금처럼 나빠졌다고 합니다.]
분홍색, 노란 색, 파란 색 물고기는 모두 몇 마리씩인가요? [분홍색 5마리, 파란 색 5마리, 노란색 5마리]

58쪽 기억회상 질문
로켓은 모두 몇 대인가요? [5대]
별은 모두 몇 개인가요? [15개]
별의 수에서 로켓의 수를 빼면 몇 개일까요? [10개]
다시 네 개를 빼면 몇 개일까요? [6개]

60쪽 기억회상 질문
카트가 출발하는 곳에 있는 물건은 무엇인가요? [음료수]
마트에 있는 물건들의 이름을 말해보세요? [음료수, 과일, 빵, 생선, 야채 등등]
카트 숫자는 모두 몇 개인가요? [20개]
어떻게 그 숫자가 나오게 되었나요? [손잡이 개수를 세어보고]

다음 물건을 모두 합하면 얼마가 되나요? [21,500원]

쌀	고기	콜라	과자	식빵
5,000원	10,000원	1,500원	2,000원	3,000원

돈이 20,000원이 있습니다. 20,000원에 맞춘다면 어느 물건을 빼면 될까요? [콜라 1,500원]
돈이 20,000원 뿐인데 콜라를 꼭 마시고 싶습니다. 콜라를 사게 되면 어느 물건을 빼고 얼마의 거스름돈을 받으면 되나요?
[쌀을 빼면 3,500원, 고기를 빼면 8,500원, 과자를 빼면 500원, 식빵을 빼면 1,500원]
거스름돈이 가장 적은 물품은 어떤 것인가요? [과자 500원]

62쪽 기억회상 질문

어느 사다리가 다락방을 가는 사다리인가요? [가운데]
다락방의 시계를 찾아보세요. 몇 시 입니까? [오후 3시]
지금은 낮인가요 밤인가요? [낮]
어떻게 알 수가 있나요? [하늘을 날아다니는 새가 보이기 때문에]

댁에 대한 간단한 질문을 해보세요.
댁에는 다락방이 있었나요?
어떤 구조의 집이었나요?
집 주변에 큰 건물이 있었나요?
사시던 곳의 주소를 말씀해보세요.

64쪽 기억회상 질문

길을 막고 있는 새는 모두 몇 마리인가요? [3마리]
잔디밭 위에 있는 새들도 포함해서 모두 몇 마리인가요? [12마리]

댁 주변 공원에 대한 간단한 질문을 해보세요.
공원 산책은 자주 하셨나요?
댁 주변에 큰 공원이 있었나요?
공원에 이름이 있나요?
좋아하는 나무가 있습니까?
댁에서 공원까지는 얼마나 가야하나요?

66쪽 기억회상 질문

나비는 모두 몇 마리인가요?[13마리]
나비의 색깔에 따라 숫자를 세어보세요.
빨간 나비 [5마리], 파란 나비 [8마리]
벌은 모두 몇 마리인가요? [12마리]
나비와 벌의 수를 모두 합해보세요? [25마리]
벌이 만드는 것을 무엇이라 부르나요? [꿀]

68쪽 기억회상 질문
길이 잘 보이는 낮인데 몇 시인가요? [아침 9시]
길을 막고 있는 고깔은 모두 몇 개인가요? [12개]
맨홀은 모두 몇 개인가요? [3개]
범인은 누구인가요? 다음의 난수표를 이용하여 암호문을 풀어보세요.

ㄱ	ㄴ	ㄷ	ㄹ	ㅁ	ㅂ	ㅅ	ㅇ	ㅈ	ㅊ	ㅋ	ㅌ	ㅍ	ㅎ
01	02	03	04	05	06	07	08	09	10	11	12	13	14

ㅏ	ㅑ	ㅓ	ㅕ	ㅗ	ㅛ	ㅜ	ㅠ	ㅡ	ㅣ
001	002	003	004	005	006	007	008	009	010

[고양이, 강아지]

동네에 대한 간단한 질문을 해보세요.
내가 살던 곳 주변을 말씀해보세요.
집 앞에 있는 나무나 큰 간판, 전봇대 등등 생각나는 것을 말씀해보세요.

70쪽 기억회상 질문
매듭을 피해서 길을 찾아보세요.
고양이는 모두 몇 마리인가요? [2마리]
털실을 묶은 매듭은 모두 몇 개인가요? [7개]

반려동물에 대한 간단한 질문을 해보세요.
고양이를 키워보셨나요?
고양이가 어떤 것을 좋아하나요?
어떤 반려동물을 키우셨나요?

3부 색칠하기와 꾸미기

색칠하기와 꾸미기는 앞에서 한 미로찾기를 회상하기 위한 부분입니다.
미로찾기의 이름과 그림이 어느 부분에 해당하는지와 페이지가 어떻게 되는지 빨리 찾는 것입니다.
손으로 페이지를 빠르게 넘기는 훈련으로 손가락 감각을 키우기 위한 것입니다.

73쪽	1. 빨간모자	2. 음식바구니	3. 11쪽
75쪽	1. 신데렐라	2. 신데렐라의 유리구두	3. 13쪽
77쪽	1. 선녀와 나무꾼	2. 선녀의 날개 옷	3. 15쪽
79쪽	1. 토끼의 간	2. 자라의 등	3. 17쪽
81쪽	1. 헨젤과 그레텔	2. 과자집	3. 19쪽
83쪽	1. 아기돼지 삼형제	2. 셋째 돼지의 벽돌집	3. 21쪽
85쪽	1. 흥부놀부	2. 박 열린 초가집	3. 23쪽
87쪽	1. 호랑이 형님	2. 호랑이 가족	3. 25쪽
89쪽	1. 인어공주	2. 바닷속 풍경	3. 27쪽
91쪽	1. 알라딘	2. 양탄자 패턴	3. 29쪽
93쪽	1. 금도끼 은도끼	2. 물에 빠진 도끼	3. 31쪽
95쪽	1. 단군신화	2. 마늘과 쑥	3. 33쪽
97쪽	1. 토끼와 거북이	2. 토끼와 거북이 달리기	3. 35쪽
99쪽	1. 시골쥐와 서울쥐	2. 빌딩들	3. 37쪽
101쪽	1. 미운오리새끼	2. 아기오리형제들	3. 39쪽
103쪽	1. 복숭아 동자	2. 복숭아 속 아기	3. 41쪽
105쪽	1. 라푼젤	2. 라푼젤이 갇힌 탑	3. 43쪽
107쪽	1. 견우와 직녀	2. 까마귀와 까치	3. 45쪽
109쪽	1. 임금님 귀는 당나귀 귀	2. 대나무 숲	3. 47쪽
111쪽	1. 장화 홍련	2. 연꽃과 연잎	3. 49쪽
113쪽	1. 이상한 나라 앨리스	2. 트럼프 병정	3. 51쪽
115쪽	1. 개미와 베짱이	2. 개미굴에 쌓인 음식	3. 53쪽
117쪽	1. 푸른구슬	2. 헤엄쳐 오며 만난 물고기들	3. 55쪽
119쪽	1. 달나라 토끼	2. 우주관광	3. 57쪽
121쪽	1. 장보기	2. 마트진열대	3. 59쪽
123쪽	1. 다락방 탐험	2. 장난감(도미노, 블록)	3. 61쪽
125쪽	1. 강아지 산책	2. 산책나온 강아지들	3. 63쪽
127쪽	1. 일벌의 하루	2. 꿀따는 벌과 나비	3. 65쪽
129쪽	1. 탐정놀이	2. 말썽꾸러기 개와 고양이	3. 67쪽
131쪽	1. 고양이와 털실놀이	2. 고양이들과 털뭉치	3. 69쪽

저자약력

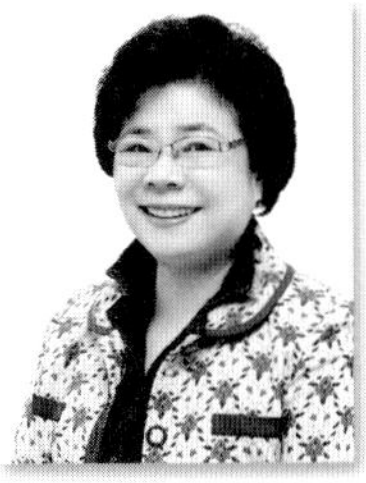

임귀희

국립공주대학교 지역사회개발학부 겸임교수
서울사회복지대학원대학교 가족복지과 전임교수,
한국치매협회 치매가족 전문교육강사

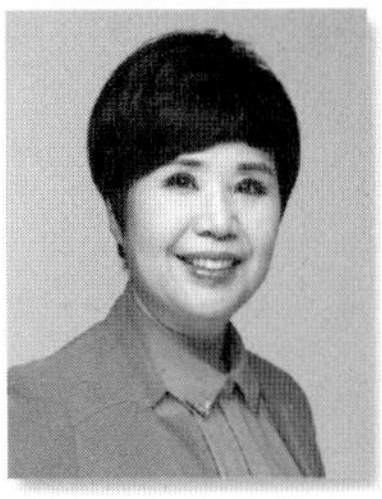

임효림

남서울실용전문학교 사회복지계열 노인스포츠학과장
한국힐링경영연구원 원장

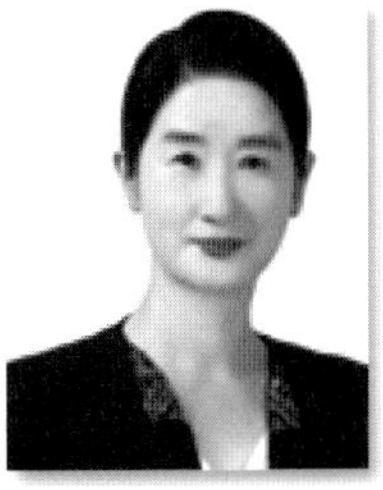

장일상

남서울실용전문학교 노인스포츠학과 외래교수
사회단체 행복나눔연구소 대표
대한건강문화연구소 대표, 이혈건강 심리연구소 소장

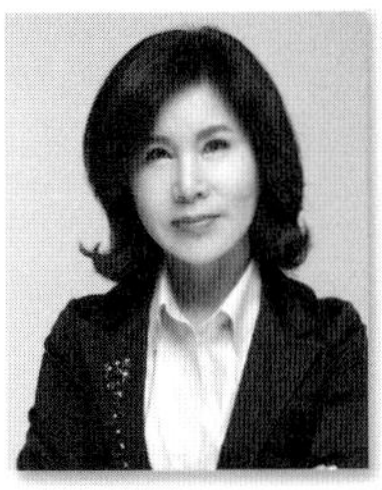

조두이

남서울실용전문학교 노인스포츠학과 책임교수
힐링플러스센터 원장

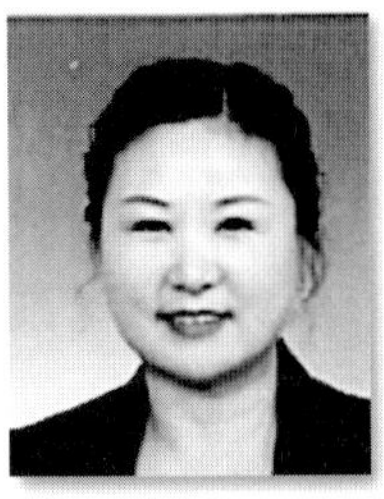

김은미

사회복지사, 컬러심리지도사
페이스 페인팅 지도사, 노인운동지도사

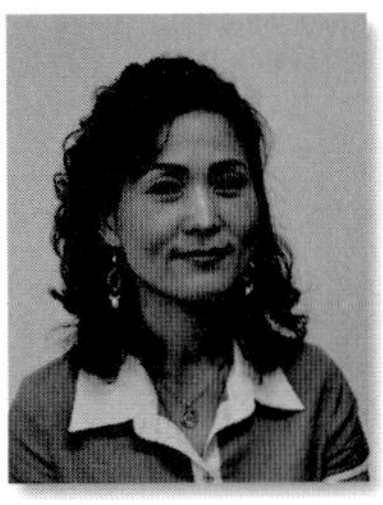

박세인

심리상담사, 미술치료사, 사회복지사
(사) 숲힐링문화협회 이사

치매예방활동시리즈 ❷

현장활동가를 위한 이야기 미로찾기

2019년 3월 25일 1판 1쇄 인쇄
2019년 3월 30일 1판 1쇄 발행

지은이 임귀희 임효림 장일상 조두이 김은미 박세인
그　림 최윤정
펴낸이 조재성
펴낸곳 서현사
등　록 2002년 8월 14일 제03-01392호
주　소 (10447) 경기도 고양시 일산동구 중앙로 1055번지 레이크하임 206호
전　화 031-919-6643　팩 스 031-912-6643
ISBN 979-11-88986-15-6 97510
정　가 20,000원